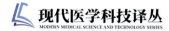

现代医学科技译丛
MODERN MEDICAL SCIENCE AND TECHNOLOGY SERIES

斜视的流行病学、认知和管理

STRABISMUS
PREVALENCE, RECOGNITION AND MANAGEMENT

[印]齐娅·乔杜里（Zia Chaudhuri） **主编**

邓宏伟　**主译**

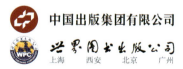

中国出版集团有限公司

世界图书出版公司

上海　西安　北京　广州

图书在版编目（CIP）数据

斜视的流行病学、认知和管理 /（印）齐娅·乔杜里
主编；邓宏伟译 . -- 上海：上海世界图书出版公司，
2025. 4. -- ISBN 978-7-5232-1813-6

Ⅰ. R777.4

中国国家版本馆 CIP 数据核字第 2024LD9557 号

书　　名	斜视的流行病学、认知和管理
	Xieshi de Liuxingbingxue Renzhi he Guanli
主　　编	[印] 齐娅·乔杜里
主　　译	邓宏伟
策　　划	曹高腾
责任编辑	芮晴舟
出 版 人	唐丽芳
出版发行	上海世界图书出版公司
地　　址	上海市广中路 88 号 9-10 楼
邮　　编	200083
网　　址	http://www.wpcsh.com
经　　销	新华书店
印　　刷	运河（唐山）印务有限公司
开　　本	889 mm × 1194 mm 1/16
印　　张	12
字　　数	212 千字
版　　次	2025 年 4 月第 1 版　2025 年 4 月第 1 次印刷
版权登记	图字 09-2024-0039 号
书　　号	ISBN 978-7-5232-1813-6 / R·758
定　　价	150.00 元

译者名单

主　译

邓宏伟

副主译

钟华红　何　靖

译　者

陈　静　陈力菲　贾惠莉

彭诗茗　陶政旸　周薇薇

译者单位：深圳市眼科医院（南方医科大学深圳眼科医学中心）

主译简介

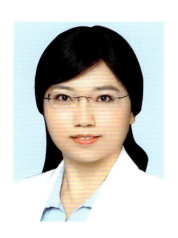

邓宏伟 博士，哈佛大学博士后，主任医师，教授，博士研究生导师。深圳市眼科医院首席专家，深圳市眼科医院斜视与小儿眼科主任，中华中医药学会眼科分会委员，中国民族医药学会眼科分会常务理事，中国医师协会中西医结合医师分会第二届眼科专业委员会委员，广东省视光学学会接触镜专业委员会常务委员，广东省视光学学会低视力康复专业委员会常务委员，广东省残疾人康复协会视力残疾康复专业委员会委员，深圳市视光学会副秘书长，深圳市市民健康大讲堂百人讲师团专家，深圳市残疾人康复技术指导组专家。

擅长斜视、弱视、低视力康复，以及小儿眼科常见病和多发病如屈光不正中近视的防控技术。自 1995 年以来，一直从事眼科临床工作，迄今为止，在国内外核心刊物上发表论文 90 余篇，参编著作 7 部。参与国家级、省级、市级科研课题研究 20 余项，获得专利 10 余项。获省部级科技奖项 1 项。

主编简介

齐娅·乔杜里（Zia Chaudhuri） 理学硕士（MS）、医学博士、印度国家医学科学院院士（MNAMS）、格拉斯哥皇家外科学院院士（FRCS，Glasg）、国际眼科学会院士（FICO）、遗传学博士（PhD Genetics）、印度医学科学院院士（FAMS）。印度德里大学哈丁夫人医学院（LHMC）及其附属医院、拉姆·马诺哈尔·洛希亚（RML）医院以及印度新德里阿塔尔·比哈里·瓦杰帕伊医学科学研究所（ABVIMS）眼科教授和主任医师。

具有斜视、小儿眼科、神经眼科、颅面畸形、眼球震颤和眼科遗传学等专科培训经验和丰富的工作经验，以及 23 年的教学经验。已发表 150 多篇论文，并编写眼科书籍 4 部。在美国加利福尼亚大学洛杉矶分校（UCLA）的斯坦眼科研究所学习，在约瑟夫·L. 德默（Joseph L. Demer）教授的指导下接受了斜视和视神经疾病高分辨率表面线圈动态功能性眼眶 MRI 培训，同时在印度新德里德里大学遗传系完成了关于斜视遗传学的博士研究工作。目前的研究致力于 MRI 在斜视中的应用及利用当代基因组学方法识别斜视的新基因。担任《斜视》和《BMC 眼科》杂志的编委，并承担许多高影响力的眼科期刊的审稿工作。

贡献者名单

Thiago Gonçalves dos Santos Martins, MD
博士，圣保罗联邦大学
圣保罗，巴西

Ana Luiza Fontes de Azevedo Costa, MD
博士，圣保罗联邦大学
圣保罗，巴西

Thomaz Gonçalves dos Santos Martins, MD
眼科医师，da Piedade 医院
里约热内卢，巴西

Diogo Gonçalves dos Santos Martins, MD
眼科医师，Servidores do Estado 医院
里约热内卢，巴西

Ricardo Vieira Martins, PhD
物理学家，里约热内卢联邦大学
里约热内卢，巴西

Arlete Gonçalves dos Santos Martins, MD
眼科医师，Servidores do Estado 医院
里约热内卢，巴西

Vallabh E. Das, PhD
本尼迪克特·皮茨教授
休斯敦大学视光学学院
休斯敦市，得克萨斯州，美国

**Zia Chaudhuri, MS, FRCS（格拉斯哥），
PhD（遗传），FAMS**
眼科教授、主任医师
斜视、神经眼科和小儿眼科部门
哈丁夫人医学院，德里大学
Dr RML 医院和 ABVIMS
新德里，印度

Sourav Ganguly, BTech（生物技术）
高级研究员，生物技术项目部
Dr RML 医院和 ABVIMS
新德里，印度

Roli Budhwar, PhD
董事兼首席科学官
Bionivid Technology 私人有限公司
班加罗尔，卡纳塔克邦，印度

Anjali Dabral, MSc
高级技术官员，遗传学系
德里大学南校区，新德里，印度

Pinaki Ranjan Debnath, MCh（小儿外科）
小儿外科副教授
小儿外科部门
Dr RML 医院和 ABVIMS
新德里，印度

Birsen Gökyiğit, MD
眼科副教授
健康科学大学
伊斯坦布尔 Beyoğlu 教育与研究眼科医院
伊斯坦布尔，土耳其

Varshini Shankar, MS
高级顾问（小儿眼科、斜视和神经眼科）
Shroff 眼科中心
新德里，印度

Pratibha Kataria, MSc
初级研究员
科学与工程研究委员会（SERB）项目
视觉研究实验室，Dr RML 医院和 ABVIMS，
新德里，印度

Yashvant Singh, MD
放射学副教授
Dr RML 医院和 ABVIMS
新德里，印度

Joseph L Demer, MD, PhD, FAAP, FARVO
亚瑟·罗森鲍姆小儿眼科学教授
神经学教授
小儿眼科学和斜视科主任
眼球运动实验室主任
斯坦眼科学院，加州大学，洛杉矶分校
加利福尼亚州，美国

Fiona J. Rowe, PhD
视轴矫正学教授
人口健康研究所
利物浦大学
利物浦，英国

Birgit Lorenz, MD, PhD, FEBO, FARVO
神经眼科、小儿眼科和眼科遗传学教授
眼科部门
吉森（Justus-Liebig）大学
吉森，德国

Sotirios Basiakos, MD
斜视和神经眼科研究员
眼科部门
吉森（Justus-Liebig）大学
吉森，德国

Michael H Gräf, MD
斜视和神经眼科教授
眼科部门
吉森（Justus-Liebig）大学
吉森，德国

Susana Gamio, MD
小儿眼科学教授
眼科主席
Ricardo Gutierrez 儿童医院
联邦首都，布宜诺斯艾利斯，阿根廷

Andrea Avila, MD
小儿眼科医生
眼科部门
Ricardo Gutierrez 儿童医院
联邦首都，布宜诺斯艾利斯，阿根廷

Andrea Jara, MD
小儿眼科医生
眼科部门
Ricardo Gutierrez 儿童医院
联邦首都，布宜诺斯艾利斯，阿根廷

译者序

本书是由齐娅·乔杜里（Zia Chaudhuri）博士 2021 年撰写，在纽约 NOVA 科学出版社出版的专著。乔杜里博士是印度新德里大学哈丁夫人医学院（LHMC）及其附属医院的眼科主任和教授，她在斜视方面接受过专业培训，有着丰富的工作经验，并在小儿眼科、神经眼科、颅面畸形、眼球震颤和眼科遗传学等方面有着丰富的教学经验。她发表了 150 多篇论文，并参与编写 4 部眼科专著。乔杜里博士在美国加利福尼亚大学洛杉矶分校（UCLA）斯坦眼科研究所接受了斜视和视神经疾病高分辨率表面线圈动态功能性眼眶 MRI 的培训，师从约瑟夫·L. 德默（Joseph L. Demer）教授，并在该学院完成了斜视遗传学的博士生涯。本书共 12 章，从斜视基础的眼球运动机制和动物模型及遗传等基础前沿研究内容讲述，到运用光学相干断层扫描血管造影及高分辨率表面线圈动态功能性眼眶 MRI 在斜视诊断学中的应用，并结合临床论述了近视与斜视伴发的不同种类分型，对松弛眼综合征及获得性脑损伤引起的斜视进行了详尽论述，对眼科临床医生尤其是斜视专科医生十分实用。

本书还着重描述了特殊的眼外肌手术和治疗，如外直肌劈开和鼻侧转位治疗动眼神经麻痹、直肌折叠术和 A 型肉毒杆菌毒素（botulinum toxin Type A，BTXA）在斜视治疗中的应用，这些内容均是目前斜视治疗的前沿知识。

本书中许多章节均有翔实的图片和表格，并通过临床病例生动描述了眼外肌疾病及其治疗过程，给读者留下深刻印象，有利于临床医生理解复杂的斜视类型和矫正手术方法。本书有助于读者阅览斜视领域一系列最新的来自国际学术中心的前沿研究。

本书的翻译由深圳市眼科医院斜视与小儿眼科专业组邓宏伟博士带领，历时近 4 个月后集体协作完成。由于本书涉及斜视的基础眼动机制、基因遗传学、临床治疗以及神经外科等内容，知识面宽广庞杂，对专业前沿知识翻译中可能会存在不足之处，敬请读者批评、指正！

深圳市眼科医院

原著推荐序

　　齐娅·乔杜里（Zia Chaudhuri）博士主编并协助撰写了这本新书。本书为眼科医生及视觉科学研究者们理解复杂类型的斜视及其矫正手术提供了极大的帮助。乔杜里博士在撰写本书时善用了自己在美国加利福尼亚大学洛杉矶分校杰出斜视学家约瑟夫·L.德默（Joseph L. Demer）博士教导下的学习培训经历。她的书使读者能够充分学习和理解来自全球范围内学术中心的斜视研究领域顶尖专家们的学术贡献，这些学术中心包括阿根廷、巴西、德国、土耳其、英国，以及美国的休斯敦和洛杉矶。寻求斜视机制新视角和创新手术方式的临床医师们以及科学家们都将受益于这本重要的著作。

劳伦斯·泰克森（Lawrence Tychsen），医学博士

约翰·F.哈德斯蒂（John F. Hardesty），杰出眼科学、儿科学和神经科教授

圣路易斯（St Louis），儿童医院

华盛顿大学医学中心

圣路易斯，密苏里州，美国

原著序言

迈克尔·C.布罗德斯基（Michael C. Brodsky），医学博士
明尼苏达州，罗切斯特市，梅奥诊所

在过去的半个世纪里，斜视领域经历了从描述性临床诊断和公式化治疗到更全面的从发病机制理解疾病的逐步转变。随着推测的神经系统和眼眶 Pulley 结构的发现，传统的手术治疗模式已经被一系列不断更新扩展的手术方法所取代，这些方法可以更好地进行个性化治疗。这一进展反映了斜视领域研究的变化，从少数国家的著名专家分享自己的知识经验并培训他们的学员，到一个跨国的创新研究人员团队踏上非传统道路以分散的合作方式实施、探索新方法。

目前，对斜视的进化基础有了更好的理解，眼眶结缔组织在维持双眼眼位正位方面的积极作用也得到了认识。一些新研究阐明了颅脑皮质下和皮质神经系统在儿童斜视中的作用，解释了常伴随斜视的眼部复杂旋转动作。然而，我们还是无法告知多数家长他们的孩子患斜视的原因，而且我们需谦卑地承认，许多手术治疗在一段时间后会失去疗效。

在这种背景下，齐娅·乔杜里（Zia Chaudhuri）博士的新专著《斜视的流行病学、认知和管理》汇集了斜视领域当前尖端的研究成果。这本专著的优秀之处在于其汇集了国际上的临床医生和科学家对于斜视的研究，抓住时代思潮，阐明了科学研究的前沿争议领域。

本书涵盖了从斜视基本机制到遗传学、神经解剖学、流行病学、结缔组织异常和手术管理的各个方面。第一章关于眼球运动的基本机制为后续内容打下了基础，并引导读者阅读的走向。接下来的几章（第二章到第六章）将我们的注意力引向了来自灵长类动物研究在斜视方面的新的神经解剖学发现、基因分析以及光学相干断层扫描（OCT）在早发斜视中的新兴临床研究。最后几章（第七章到第十二章）阐述了关于后天性复杂性斜视的解剖和手术方面的最新发现，其中包括对急性脑损伤引起的不同形式后天性斜视的全面回顾。章节之间紧密的衔接将引导读者充分理解该领域的基础研究和临床研究的不同阶段。

尽管这些材料本身就很复杂，但乔杜里博士设法使这本书简明扼要，连贯有序，使阅读体验变得流畅愉悦。希望这本令人振奋的新教材能够被学习斜视的新成员和资深学者充分阅读。它的活力将吸引新的人才进入这个领域，并促进对斜视及其管理的未来研究的发展。

原著前言

齐娅·乔杜里（Zia Chaudhuri），博士
印度，新德里，Dr RML 医院和 ABVIMS，印度新德里大学哈丁夫人医学院，斜视、神经眼科和小儿眼科部门

"因为我探索未来，远至人眼所及，看到了世界的愿景，以及即将降临的一切奇迹。"

——Alfred Lord Tennyson

　　双眼视觉和能够以完整的深度觉观察世界的能力，无论是在字面上还是在比喻上，的确是一种礼物，但这种礼物经常被人们忽视，除非那些失去了这种能力的人。两只眼同步使用并共同感知深度，这在很大程度上是大脑的功能，并取决于双眼眼位维持正位。因此，斜视或眼位不正是阻碍人体获得双眼视觉的最主要障碍之一，尽管两只眼在结构和功能上都保持着完整性。这就是尽管拥有两只外观正常、功能也可能正常的眼，但却只能感受到单眼视觉的情况。

　　这种眼位不正的情况在全球范围内普遍存在，占全球人口的 3%~5%，患者主要是儿童。这不仅对患病儿童造成了重大的健康问题，而且在拥有两只正常眼的情况下，"单眼视觉"也给他们带来了后续的经济负担。原发性斜视是最常见的斜视类型，其确切的病因仍然不清楚。斜视表现出遗传特性，很早就有相关记录，包括希波克拉底的论文。在许多古代文明中，斜视被记录为美丽和祝福的象征。例如，在玛雅文明中，人们还会主动引发斜视以吸引好运。

　　无论导致眼球不正的因素是什么，关于斜视潜在的发病机制和斜视的管理治疗，包括斜视的外科手术，很久以前就已经在文献中有所记录。

　　1838 年的 Louis Stromeyer 医生及随后 1839 年的对眼科手术感兴趣的德国矫形外科医生 Johann Friedrich Dieffenbach，被广泛认为是眼外肌减弱手术（内直肌的肌肉切除术和肌腱切除术，这类手术作为改变眼位和改善斜视的手术）的定义者和实施者，但也有人认为在 1839 年之前就已经进行过类似的外科手术。英国外科医生 John Taylor（1703—1772）曾解释过，通过眼外肌的去神经化可使眼球朝不同方向移动以纠正斜视。然而，

在没有麻醉的情况下，对眼的任何疼痛敏感区域进行手术无疑是一种令人生畏的经历。据说 Taylor 曾在人为力量控制下对 1 例患者的斜视眼进行了手术（可能是内直肌切除术），然后用绷带遮住患者的非斜视眼，并声称之前斜视的眼现在"正常"。尽管围绕这一事件的负面争议很严重，以致于 Taylor 无法对这一手术提出所有权，但值得注意的是，Taylor 认为在诸多类型的斜视中，交替注视是正常的。即如果一眼被遮住，另一眼可以"注视"并"看起来"正常。与此事件相关的是，那些质疑 Taylor 的努力具有"欺诈性"的公众们认为，单眼"矫正"使其第一眼位为主视眼，而未矫正的对侧眼仍处于斜视时，则并未达到美容矫正的"解决方案"。对于斜视来说，要达到"已矫正"，意味着在双眼同时睁开的情况下，双眼必须"看起来"都正视前方。在这一被记录的历史事件中，并没有强调两眼一起工作的双眼功能，这可能是因为关于理解双眼视觉功能的生理学知识是在此事件之后才出现的。

在美国也存在一些关于斜视手术的个别报道。例如，普罗维登斯的 William Ingalls、费城的 William Gibson，以及纽约的 John Scudder Jr、Alexander Eddy Hosack 和 John M Carnochan 都进行过斜视手术。John Scudder Jr 参加了"眼科医生"的培训，并制作了人工眼。他曾跟随 David Hosack 教授学习。David Hosack 教授是纽约内科、外科医生学院的物理学和临床医学教授，也是 Alexander Eddy Hosack 的父亲。John Scudder Jr 报道，当人工眼被连接到患病的眼时（可能是虚弱的眼），人工眼的移动与正常眼的移动非常吻合。John Scudder Jr 描述了"部分"切割眼外肌纤维的情况，试图将斜视的眼进行对准，而不出现完全切割导致的明显"过度矫正"。尽管这个想法在当时遭到了嘲笑，但它构成了许多精细调节和改进的"小切口"斜视手术的基础，包括现代的"微肌腱切断术"和"部分肌肉切除术"。David Hosack 曾注意到，斜视患者通常在主要偏斜的眼中出现视力减退，并且对于这种情况下的眼外肌的功能产生了疑问。

显然，对于科学思维来说，这种观察到的斜视、视力下降和眼球运动异常的三联组合构成了现代斜视学的基础，强调了眼位不正对单眼视觉、双眼功能以及这些情况下的眼球运动的限制带来了毁灭性影响。

任何现代手术形式的改进与外科麻醉和缝合技术的发展密切相关。患者如能够无痛、安全且对手术不知情的时间越长，则手术操作时间也就越长。因此，需要更长手术时间的斜视手术（眼外肌加强手术）直到 19 世纪中叶的"肌肉切除术"和"肌腱切除术"成为斜视矫正的标准后，大约经过 40 年才得以实现。1849 年，Guerin 进行了眼外肌改良手术（不进行眼外肌肌腱切除），而 de Wecker 和 Blascowiczs 在 1883 年分别进行了眼外肌折叠术和眼外肌缩短手术。值得注意的是，如果没有精细的方法将已断裂的眼外肌腱重新缝合到肌止端，则更有可能导致肌肉完全脱离（减弱）而不是加强。因此，不需要断开肌腱的眼外肌折叠术仍然是 20 世纪初眼外肌加强手术的主要方法。然而，这种手术中使用厚的肠线来缝合眼外肌，往往会导致眼球外观有明显的部分隆起。不幸的是，尽管现代斜视手术所使用的缝合线显著改进，但像眼外肌折叠手术这样的手术在许多科学论坛中仍然被认为在美容学方面不可接受。

Philip Syng Physnick（1768—1837）是一位在爱丁堡 John Hunter 教授指导下接受培训的美国人，他是宾夕法尼亚大学的首位外科教授，一生致力于设计精细的缝合线以用于外科手术。他促进了肠线的"重新发明"（肠线最早被 Galen 描述为有效并能减少脓液产生），这是一种可吸收的缝合线，在有限的时间内发挥作用后会被吸收，无须将其取出。从而消除了由于保留缝线而增加的感染风险。与此同时，还有当时的革命性概念"无菌"的"亚酚消毒"和 Joseph Lister 使用的抗菌"结扎"（浸泡在苯酚中的肠线），这成为当时半个世纪外科手术康复的黄金标准。随着缝合材料质量的提高，Jameson 在 1922 年设计了分级眼外肌后徙术，相比于完全或部分的肌肉切除术和肌腱切除术，此手术作为对眼外肌分级减弱的方法更科学。因此，在 20 世纪的前 25 年，眼外肌缩短术和后徙术成为斜视手术的标准程序。即使在今天，它仍然是斜视手术的基本支柱。

在斜视中，对感觉功能失调的理解以及斜视矫正（无论是手术还是非手术）所期望的基本结果，次要于对视觉生理学和双眼视觉生理学的理解。公元 2 世纪，Galen 提出了"光学灵气"的概念，其认为视觉是大脑通过视神经流向眼睛的一种"气息"，此说法类似于平面地球概念，即太阳围绕地球旋转。尽管巴格达的 al-Razi（Rhazes）和 Alhazen 的著作强调光通过眼刺激大脑（此学说为公元 9 世纪至 11 世纪的物理学和生理光学奠定了基础），但 Galen 提出的观念仍在接下来的 1500 年里主导了对视觉功能的理解。Johannes Kepler 的工作在反驳"光学灵气"和"平面地球"的理论方面具有基础性的意义。随后，19 世纪的眼球运动、双眼视觉和斜视的生理学理解取得了重大进展，与此相关的研究包括 Donders、Muller、Listings、Hering、Sherrington、Helmholtz、Young、Wheatstone（立体镜）、Brewster、von Graefe、Cuppers 和 Bangerter 等的工作。

随着对眼球感觉和运动功能的理解越来越深入，也加深了对保持眼位正位和双眼视觉功能的了解，矫正眼位不正和由此引起的双眼视觉功能问题的检测和治疗成为斜视管理的重要标志。

在 20 世纪末，Demer 和 Miller 提出了一个新颖的概念，即主动 Pulley 结构假说（active Pulley hypothesis，APH）。此说法通过高分辨率表面线圈眼眶磁共振成像（magnetic resonance imaging，MRI）、尸体解剖、手术暴露和动物组织的组织学染色等客观方法得到支持。APH 提出眼外肌直肌具有双重插入端。眼球层有助于眼球旋转，而眼眶层存在直肌的插入端 Pulley 结构，影响眼外肌的旋转轴。这一假说认为，围绕眼外肌直肌的结缔组织结构，作为 Pulley 结构是眼外肌的功能性起源，即 Pulley 结构起到了重要作用。这意味着这些结构在斜视的发生、诊断和治疗中可能起着重要的作用。研究人员提出这种学说解释了眼球运动学和动力学的许多方面，包括 Listing 定律。这个概念目前已经被证明是新定义的斜视类型"神经解剖性斜视"和"Pulley 结构异常"的发病机制，它们早期被归类为"复杂"性斜视。这导致了许多根据高分辨率表面线圈眼眶 MRI 观察到的发现去定制个性化的手术方法。

当前在斜视领域的其他新颖研究包括确定家族性和综合征性斜视的遗传基础。未来应该在这个领域的文献中加入更多内容。

本书共 12 章，汇集了作者的原创研究以及广泛而有数据基础的综述。从眼球运动和斜视的基本原理到非人类灵长类动物眼球运动的实验研究。第一章和第二章为读者提供了对眼外肌的结构和功能相关性及其作用的全面概述。正如上面提到的，遗传学和影像学是当前任何疾病的新的诊断标志，与个体化医学的主题密切相关。第三章和第四章概述了斜视领域的最新进展，并特别强调了这两个方面的重要性。

通过观察和临床推断，并在高分辨率表面线圈眼眶 MRI 的支持下，能够客观地确认神经解剖性斜视的存在，其中最突出的是近视引起的斜视和与年龄相关的斜视，俗称"松弛眼综合征"。这也为制定个性化的治疗方案提供了便利，使受影响的患者和斜视专家都感到满意。以前，他们对这类斜视毫无头绪，治疗完全凭经验进行。第五章和第六章概述了与近视和年龄相关的斜视及其相关治疗，其中有许多新颖的手术方案，如分级垂直肌肌腱切除术（graded vertical rectus tenotomy，GVRT）。第七章全面概述了与获得性脑损伤相关的不同类型斜视和相关因素的斜视，这也是之前归类为"复杂"性斜视的一类广泛的眼位不正疾病。确定疾病的病因有助于进行正确的诊断和治疗，这对斜视也是如此。

在过去 10 年中，一种独特的斜视手术方案引起了全世界的关注，尽管自 1989 年以来，来自世界各地的报道中已经有人进行了这种手术。这个手术是外直肌劈开和鼻侧转位术，用于矫正第一眼位非正位的动眼神经麻痹性斜视。在第八章和第九章中两个医学机构提供了这个手术的个性化概述，其中一个是自 20 世纪以来第一家定期开展这个手术的医学机构。这两位作者共同为全球范围内大部分接受该手术治疗的病例做出了贡献，他们还讨论了该手术的创新和变化，以及在其他斜视中的应用。第十章阐明了 1 例独特且同时患有动眼神经麻痹和滑车神经麻痹的病例，该病例接受了双侧外直肌劈开和鼻侧转位术。其突出之处在于对该患者进行术前和术后高分辨率表面线圈眼眶 MRI 的临床与影像学相关性的描述，这使我们对由于该手术导致的眼外肌 Pulley 结构改变有了客观的认识。第十一章重新审视了眼外肌折叠术，这是最早的眼外肌增强手术。其中一位作者已经连续 20 多年进行这种手术。过去 10 年，这种手术在世界各地的斜视学家中得到了显著的复兴，并取得了成功的应用。

虽然手术一直是斜视管理中的主要干预手段之一，但人类的思维永远不会停止寻找替代方法，尤其是药物替代方法。在这方面，值得强调的是，A 型肉毒杆菌毒素（BTXA）在医学中的使用历史可以追溯到 19 世纪 20 年代，当时德国医生、科学家和诗人 Justinus Kerner 描述了肉毒杆菌中毒的临床症状，包括分泌物的抑制、皮肤干燥和身体肌肉瘫痪。他将这种毒素称为香肠毒素（拉丁语 Botulus，意为香肠），因为肉毒杆菌中毒的典型胃肠道和视觉症状与食用相对未煮熟的香肠有关。他被认为是首次提出这种毒素在肌肉痉挛管理中可能有治疗作用理念的人。后来，比利时 Ghent 大学的细菌学教授 Emile Pierre van Ermengem 在比利时暴发肉毒杆菌中毒疫情时成功分离出了这种细菌，该细菌会产生并释放这种神经麻痹毒素。他将其命名为肉毒杆菌（Bacillus botulinus）。后来在 20 世纪，Bacillus 一词被 Clostridium（纺锤形）取代。美国陆军的 Edward Schantz 在第二次世界大战期间对这种厌氧菌进行了广泛的研究，并于 1946 年生产了大量纯化的毒素。1965 年，Drachman 等在对小鸡注射了这种毒素后证实了小鸡肌肉的麻痹。BTXA 用于斜视治疗是由 Alan B. Scott 于 1973 年引入，并于 1989 年获得美国食品药品监督管理局（Food and Drug Administration，FDA）和美国国家眼科研究所（National Eye Institute，NEI）批准作为斜视的治疗药物。此后，该毒素的疗效已经在不同类型的斜视中得到分析。第十二章既提供了作者在斜视管理中使用该疗法的个人经验概述，又进行了全面的文献综述。BTXA 已成为医学偶然发现的治疗方法之一，原本是致命的疾病并发症却被成功地应用于治疗，因"并发症"而提供缓解病情的那些疾病。BTXA 目前已经不仅限于作为许多疾病的药物治疗手段，在化妆品行业也成为重点关注对象。

斜视的历程确实很漫长。从 Hippocrates 描述家族性斜视、Galen 阐明双眼视觉和对应之间的生理基础，以及以弗所的 Rufus 详细解剖和对晶状体、角膜、虹膜、眼睑和视网膜的描述，巴格达的 al-Razi（Rhazes）光照作用于眼而导致瞳孔运动，并假设光线经过眼处理后传输至大脑，反之亦然。Leonardo da Vinci 的人眼和眼外肌的系统图，Johannes Kepler 假设晶状体和角膜相当于光学折射装置，而视网膜和视神经传输及携带光学信息至大脑进行进一步处理，到 1720 年的 von Leeuwenhoek 发明显微镜，以及几乎同时由 Petit 创新的保存冷冻眼的方法，至此人体解剖学和生理学的研究进入显微时代，许多科学家做出了贡献。值得注意的是，在中世纪，文艺复兴时期的艺术家通过精细的解剖研究，为人体各个部位的解剖学知识（包括眼）做出了比受过训练的医学同行更多的贡献。因此，艺术、科学和医学在确定不同部位的"正常"解剖和生理学工作中融合在一起。本专著原著的封面是对人类进化的黄金时期的颂歌。

有幸编辑这部斜视专著，并整理了其中独特的十二章内容，希望本书能成为全球斜视学家学术武器库中极为有用的补充。在这个详尽的前言中，本着极大的谦卑之心试图追溯并呈现过去两千年来斜视的广阔历史的简要概述。最后，以最喜欢的一句话来结束，它本身已有大约 2500 年的历史，强调了一个个体或一个机构，艺术、科学、哲学、技术、医学，总而言之，一切事物随着时间的推移，以清晰和高效的方式继续前行！

"千里之行，始于足下。"——老子

关于本书

　　《斜视的流行病学、认知和管理》共 12 章，代表了作者们原创研究的所有内容，并对该主题进行了全面综述。所有章节都有清晰的注释说明及图表，语言流畅，易于理解。这本专著的独特之处在于它阐述了过去 20 年来最常被引用的斜视研究，这些研究对于眼位不正及其治疗的理解产生了根本性的变化，所有相关内容均在本书中得到充分展示。本书提供了对至少 50 种期刊中所涵盖的研究文章的介绍，从而帮助初学者和有经验的斜视学家轻松获取相关主题的相关文献，这些文献都是由相同的作者进行撰写的。本书撰稿人来自许多国家，包括阿根廷、巴西、德国、印度、英国和美国，将不同的实践模式和研究风格融合于一本书中。

　　为了符合斜视流行病学、认知和管理的主题，这本专著概述了与异常眼眶解剖和结缔组织形态学相关的某些"新型""神经解剖学"斜视形式，如年龄相关斜视（松弛眼综合征）和近视引起的斜视，同时提供了与脑损伤相关的斜视的症状和体征，更新了读者对斜视遗传学的了解，描述了在斜视诊断中使用的新型成像技术，如光学相干断层扫描血管造影（optical coherence tomography angiography，OCTA）和高分辨率表面线圈眼眶磁共振成像（MRI），阐明了关于眼球运动的正常和异常生理的创新实验研究，强调了这 10 年中受到广泛关注的某些独特斜视手术模式，即外直肌劈开和鼻侧转位术，以及眼外肌折叠术，还广泛而全面地介绍了 A 型肉毒杆菌毒素（BTXA）药物治疗在斜视中的作用。这本独特的专著将成为所有斜视学家学术库中的一本方便的参考书。

致　谢

"从地球到星辰之间没有捷径。"

——Seneca

这绝非一段轻松的旅程！但如果旅途既愉悦又富有成就，那就再好不过。借此机会特别感谢来自世界各地的斜视学导师们，其中一部分导师为这本书撰写了相关章节。在此感谢 JC Das 教授、Vimala Menon 教授、Irene Gottlob 教授、Michael H Graf 教授、Birgit Lorenz 教授、Joseph L Demer 教授和 BK Thelma 教授，他们在不同阶段为我打开了斜视学的世界，无论是在学习临床和诊断知识、手术专业知识方面，还是在斜视影像学和遗传学独特的研究视角方面，构成了我在这一领域的大部分研究内容。回首往昔，由衷感谢我的朋友们，Arun、Himja、Ginny、Sharad、Saurabh、Ashima、Fiona、Latha 等，在这个旅程中始终全心支持。最重要的是，我的父母 Rasika 和 Amal，他们本应在 2020 年 12 月庆祝他们的 50 周年结婚纪念日，但因我母亲于 2020 年 11 月突然离世而未能如愿。为此，我将这本书献给她，以纪念她在生活中始终如一、坚定支持以及对我的信任。

真心感谢来自世界各地的参与撰写的贡献者，在这本专著中，他们精心呈现了斜视学中独特的临床和研究视角。感谢美国华盛顿国家艺术画廊（National Gallery of Art, Washington DC, USA）的开放获取政策，允许本书使用他们档案中画像的数字版画，使本书的封面如此精美。衷心感谢 Nova 科学出版社的工作人员，尤其是 Donna Dennis 女士、Aleksandra Bator 女士、Regina Rettig 女士和 Haley Schojbert 女士，她们始终保持耐心，为这本书带来有用的建议和指导。

目　录

第一章　眼球运动的基本原理

Thiago Gonçalves dos Santos Martins，Ana Luiza Fontes de Azevedo Costa，Thomaz Gonçalves dos Santos Martins，Diogo Gonçalves dos Santos Martins，Ricardo Vieira Martins，Arlete Gonçalves dos Santos Martins　著

彭诗茗　译

陈　静　钟华红　邓宏伟　校

摘　要：眼球是一个光学系统，当物体处于视轴上时，会在眼底中心凹上产生相应物像。物像的最终处理发生在大脑皮质中。眼球运动受特定法则支配，其目的是将感兴趣的物像落在视轴上。然而，眼球运动并非总能将物体准确定位于视轴上。例如，当发生双眼黄斑注视异常、眼外肌功能障碍导致斜视时，都可能出现双眼运动不协调和眼位异常。本章主要概述了眼球运动的基本原理、眼位偏斜及其测量方法。

关键词：眼球运动；眼位偏斜；斜视

第一节　引　言

物体在单眼中心凹形成二维图像，但由于双眼视差的存在，人眼感知到的是三维物像，而这是构成立体视觉的基础。视轴是一条连接物体和中心凹的直线，而眼轴是一条连接角膜中心和后极的直线。当存在双眼视觉时，视轴和眼轴均与观察物体重合，双眼底中心凹将获得的物像投射到对应大脑皮质。双眼视觉是感觉融合的基础，而感觉融合依赖于正常的运动融合，运动融合负责协调双眼，维持稳定的双眼固视。

第二节　眼球运动的生理学基础

视轴的方向由眼球旋转确定。通常情况下，眼球围绕 3 个垂直轴（X、Y 和 Z）旋转，这 3 个轴称为 Fick 坐标（图 1-1）。水平运动围绕垂直轴 Z 轴，垂直运动围绕水平轴 X

轴，旋转运动围绕矢状轴（前 - 后）Y 轴。X 轴和 Z 轴确定了 Listing 平面或赤道平面（von Noorden，2002）。如前所述，水平运动围绕 Z 轴，当眼球向鼻侧转动称为内收，当眼球向颞侧转动称为外展。垂直运动围绕 X 轴，当眼球向上转动称为上转或上抬，眼球向下转动称为下转或下落。眼球的单眼运动如图 1-2 所示。旋转运动围绕 Y 轴，当角膜垂直子午线的上端在 12 点钟位置向颞侧倾斜时称为外旋；当角膜垂直子午线的上端在 12 点钟位置向鼻侧倾斜时称为内旋。双眼运动指双眼的共同运动（图 1-3）。在双眼同向运动时，向右看时称为共同右转，向左看时称为共同左转，向上看时称为共同上转，向下看时称为共同下转，向右上看时称为共同右上转，向右下看时称为共同右下转，向左上看时称为共同左上转，向左下看时称为共同左下转。

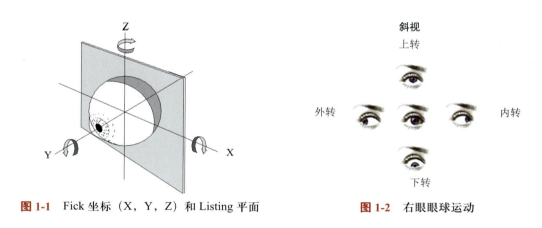

图 1-1　Fick 坐标（X，Y，Z）和 Listing 平面　　　　图 1-2　右眼眼球运动

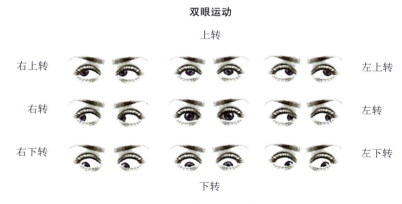

图 1-3　眼球的双眼运动

2

双眼异向运动是指眼球向相反方向运动。当眼球同时内转时称为集合运动，当眼球同时外转时称为分散运动。垂直方向的异向运动在正常情况下不常见，但在分离性垂直偏斜（dissociated vertical deviation，DVD）和垂直性眼肌麻痹中可以观察到。双眼内旋转是指角膜垂直子午线的上端接近 12 点钟方向的倾斜运动，双眼外旋转指角膜垂直子午线的上端远离 12 点钟方向的倾斜运动。

第二眼位指双眼向左侧、右侧、上方和下方注视的眼位，第三眼位指双眼向右上方、右下方、左上方和左下方注视的眼位。通过将患者的头部向右肩和左肩倾斜，可以观察到眼球的旋转运动（von Noorden，2002）。

第三节　眼位偏斜度的测量

眼位偏斜可以通过 Hirschberg 提出的一种简单测量方法——角膜映光法（Hirschberg test）进行测定。在第一眼位时，将小光源放置于角膜前（被检者注视眼前 33 cm 处），角膜上的反光点将位于光轴上（primary optical axis of the eye，E.O.P.）。然而，如果发生眼位偏斜，通过角膜映光法获得的反光点将偏离光轴（secondary optical axis of the cornea，E.O.S），与眼轴的偏离角度设为 Θ（图 1-4）。Θ 角的测量是一种眼位偏斜的近似测量。测量最大偏斜度时，需要在患者注视时通过交替遮盖充分打破双眼的融合来完成（Eskbridge，1970）。

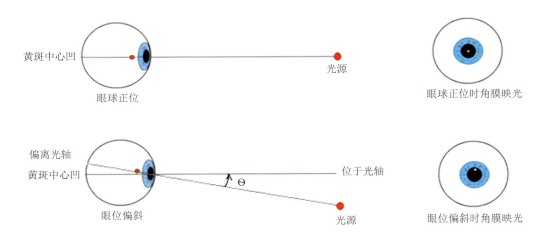

图 1-4　角膜映光法（Hirschberg Test）

3

如 Hirschberg 的建议，可以根据角膜反光点到瞳孔中心的距离近似估算偏斜度，1 mm 约等于 7°。角膜映光法也适用于无法配合遮盖试验的患者进行眼位偏斜度测量。三棱镜角膜映光法（Krimsky test）是一种更准确的眼位偏斜度测量方法。将棱镜放置在注视眼前（Krimsky modified），或放置在斜视眼前（Krimsky），直到角膜反光点对称地位于患者两眼角膜上。角膜映光法测量偏斜度可以与三棱镜角膜映光法进行换算，1 mm 约等于 2 棱镜折光度（prism diopters，PD）。然而，位移是一个矢量，眼球运动通过 Fick 坐标进行描述，同样可以利用三棱镜角膜映光法测量眼位偏斜的正交分量。例如，某眼位偏斜的水平偏斜为 4 PD，垂直偏斜为 3 PD，此时偏斜眼的转动呈倾斜方向，与水平线形成 Θ 角（图 1-5）。三棱镜角膜映光法与三棱镜遮盖法所测得偏斜度具有显著相关性和一致性。同时，三棱镜角膜映光法更适用于知觉性斜视、重度弱视引起的斜视、眼球运动异常引起的斜视、不能良好固视的患儿和不能配合进行交替遮盖试验的情况（Joo，2013）。

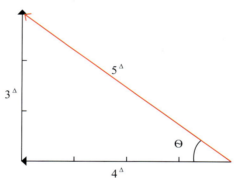

图 1-5 5 PD 斜向偏斜相当于 4 PD 水平偏斜和 3 PD 垂直偏斜

该偏斜发生在 Θ 角的倾斜方向上。角度 Θ 的值由其切线值确定，该切线值等于垂直偏斜度与水平偏斜度的比率（tgΘ=3/4，由此得出斜轴倾斜角度为 37°）

眼球旋转运动围绕 Listing 平面的斜轴进行（见图 1-1），斜轴的倾斜角度可通过测量 2 个正交方向的矢量获得。通过角膜映光法或三棱镜角膜映光法获得的角膜反光点位移可以用箭头表示，2 个正交方向的箭头，一个箭头的末端与另一个箭头的起点重合，箭头的长度代表偏斜度的大小。这样得到的图形将是一个三角形，其直边表示在 Fick 坐标上的偏斜度，斜边表示真实的眼位偏斜度。因此，可以通过角膜映光法直接测量三角形的正交矢量值，而斜边的平方等于两条直角边的平方之和。在上例中，眼位偏斜是 5 PD（$x^2=3^2+4^2$，即 $x=5$）。所以，眼位异常如内斜视（esotropia，ET）、外斜视（exotropia，

XT）、上斜视和下斜视，可以通过诊断眼位的角膜映光法进行描述，同时也可以测量斜视度（图 1-6）。

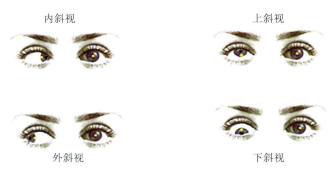

内斜视　　　　　　　　　　　　　　　上斜视

外斜视　　　　　　　　　　　　　　　下斜视

图 1-6　角膜映光法显示左眼注视时右眼的斜视情况

第四节　眼球运动法则

眼球的转动依靠六条眼外肌（extraocular muscles，EOM）协同控制（图 1-7），六条眼外肌产生的控制力一部分与眼球筋膜、Tenon 囊、节制韧带、结膜和眼眶脂肪产生的力相抵消。单眼运动中，根据眼外肌的不同运动方向，可分为主动肌和拮抗肌。例如，左眼外直肌（lateral rectus，LR）是左眼内直肌（medial rectus，MR）的拮抗肌。主动肌是使眼球向某一特定方向运动的主要肌肉，拮抗肌与主动肌运动方向相反。协同肌是指单眼运动中，使眼球向相同方向运动的肌肉。例如，左眼上直肌（superior rectus，SR）和左眼下斜肌（inferior oblique，IO）共同参与左眼上转。配偶肌指双眼运动时，两眼产生相同方向运动、互相合作的肌肉。例如，当眼球向左上方转动时左眼上直肌和右眼下斜肌是一对配偶肌。

眼球运动有两条主要法则。Sherrington 法则与单眼神经支配相关，具体指当某一眼外肌收缩时其拮抗肌同时出现相应比例的松弛。另一条法则是 1868 年首次提出的 Hering 法则。该法则指出双眼眼球运动总是对称的，眼球转向某一方向时，其作用肌所接受的神经冲动，同时也以相应比例到达该肌配偶肌（Westheimer，2014）。

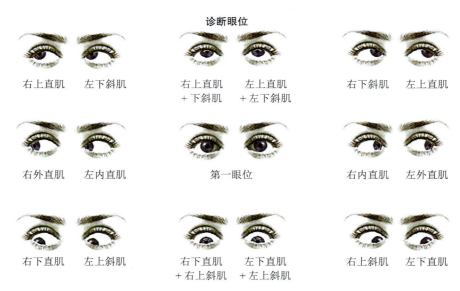

图 1-7 通过检查移动眼的肌肉的动作来评估凝视的 9 个诊断位置的偏差

右上直肌（RSR）和左下斜肌（LIO）导致右上转，右外直肌（RLR）和左内直肌（LMR）导致右转，右下直肌（RIR）和左上斜肌（LSO）导致右下转。同样，左上直肌（LSR）和左下斜肌（LIO）导致左上转，左外直肌（LLR）和右内直肌（RMR）导致左外转，左下直肌（LIR）和右上斜肌（RSO）导致左下转。第一眼位通过所有眼外肌（EOM）中的一定量的张力来维持。在上转时，双眼的上直肌和下斜肌共同作用以维持共轭凝视，而在下转时，下直肌和上斜肌共同作用以维持共轭凝视

第五节 临床诊断和运用

眼球运动控制系统异常引起斜视发生。当出现眼位异常时，眼球运动系统可能会（也可能不会）通过感觉融合和运动融合机制将视轴重新定向，从而导致隐斜或显斜。双眼运动的眼位诊断检查旨在明确眼外肌功能是否亢进或不足、是否存在外侧或垂直方向非共同性，以及观察眼球震颤。

当两眼视轴汇聚到同一物体，在各自中心凹上获得物像时即为正视。相反，当仅有一眼注视该物体时，则会导致斜视。当遮盖一眼打破感觉融合，非遮盖眼不动时为显性斜视；若遮盖眼出现潜在偏移，去遮盖后恢复正位即称为隐斜（图 1-8）。潜在偏移指当遮盖一眼，打破融合机制后出现遮盖眼偏斜。因此，在评估隐斜时，有必要先检查一眼，然后再检查另一眼。

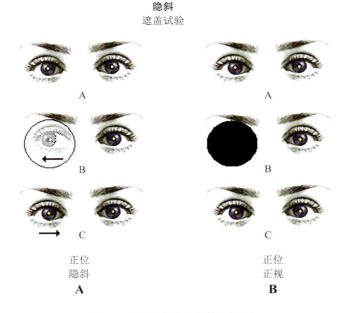

图 1-8　通过遮盖试验鉴定隐斜

A 图中的右眼当被半透明板遮挡后出现偏斜，这表示存在隐斜

　　显斜患者有明显的眼位偏斜，非注视眼眼位偏斜类型可用于判别斜视类型。内斜视（ET）指非注视眼相对注视眼转向鼻侧，外斜视（XT）指非注视眼相对注视眼转向颞侧，垂直性斜视指非注视眼可以转向上方或下方。还有一种眼位偏斜是由于眼球旋转引起。将角膜垂直子午线的上端远离 12 点钟方向的倾斜运动称为外旋，角膜垂直子午线的上端接近 12 点钟方向的倾斜运动称为内旋。潜在的偏斜（又称隐斜）具有与显斜同样的术语命名法，只是将"斜视"替换为"隐斜"（如内隐斜和外隐斜）。

　　遮盖试验用于明确是否存在显斜或隐斜，并同时明确眼位偏斜方向。这样命名是因为检查过程中一眼被不透明的遮盖物遮盖。注视物体放置在 6 m 处以评估远距离斜视度，放置在 30 cm 处以评估近距离斜视度。准确的检查结果与患者的配合度、注视能力、检查过程中是否能看清远近检查物体、屈光不正是否矫正等相关。

　　交替遮盖试验指交替遮盖患者一眼，同时观察未遮盖眼的运动。交替遮盖打破了融合，明确患者是否存在斜视，但不能鉴别显斜和隐斜。可以借助三棱镜来测量总的斜视度（图 1-9）。交替遮盖试验可以在所有眼位诊断进行，包括伴或不伴头向两肩倾斜。

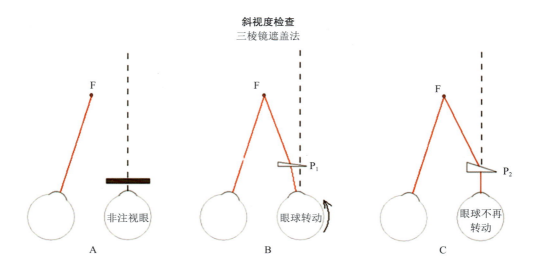

斜视度检查
三棱镜遮盖法

图 1-9 A. 遮盖非注视眼，注视眼注视物体 F；B. 用小屈光度的棱镜 P1 替换非注视眼遮盖物，观察到非注视眼转动，逐渐替换大度数棱镜直至非注视眼转动到 F 点的位置。在进行棱镜替换时，保证非注视眼处于遮盖状态；C. 当放置棱镜 P2 时，非注视眼固视在 F 点，不再发生移动，棱镜 P2 即为测量斜视度

第六节　最新进展

双眼精准和协调的眼球运动不仅由负责水平和垂直运动的脑皮质完成指挥，眼球运动过程中还需要进一步明确眼外肌的位置变化情况。主动 Pulley 结构假说（active Pulley hypothesis，APH）认为致密胶原和弹性蛋白纤维组成的 Pulley 结构是眼外肌的功能起源。例如，在不同的注视眼位，眼球旋转过程中，可使眼外肌径路与眼眶保持相对稳定的作用（Kono，Clark 和 Demer，2002；Demer，2007）。在直肌周围观察到的平滑肌组织支持 APH 假说，而 Pulley 结构不仅是眼外肌的功能起源，还在眼外肌运动时对肌肉进行微调，从而协调双眼运动（Demer，2007）。

眼球运动记录仪可以客观记录异常的眼球运动。眼电图和视频眼动描记法就是这样的两种方法。临床上分析眼球运动更常用的是检查原位固视、同向运动、扫视、追随、视动性眼球震颤及前庭 - 眼反射，这些检查结果会根据规定受试者的人群特征和具体的临床状况进行个性化解读。由于进行这些测试的方法因患者年龄而异，故本章不再讨论。

第七节 结 论

双眼运动受特定规律的支配。眼球运动过程中，双眼每次注视，会在大脑皮质形成对应物像，这有助于视觉功能的正常建立。斜视或双眼不协调注视时，双眼中心凹相聚焦的物体不对称，导致双眼视觉丧失。眼位偏斜度的测量与矫正方案密切相关，无论是手术还是非手术治疗，都是以矫正斜视为目的，并尽可能重建双眼视觉功能。眼球偏斜度的精确测量可通过遮盖试验和三棱镜角膜映光法进行。对于无法配合的患者，可通过角膜映光法进行测量。

致谢：对毕生致力于斜视研究和教学的伊迪丝·芬克尔（Edith Finkel）博士和视觉矫正师杰西·德·安德拉德·古拉特（Jesse de Andrade Goulart）表示诚挚的感谢。

参考文献

1. Demer, Joseph L. (2007). Mechanics of the orbita. Dev Ophthalmology 40:132-157.
2. Eskridge, Jones Ronald and Jess Boyd. (1970). The Hirshberg test – A reevaluation. Optometry and Visual Science: 104-115.
3. Joo, Kwang Sic, Hyun Koo, et al. (2013). Measurement of strabismic angle using the distance Krimsky test. Korean J Ophthalmol 27(4): 276-281.
4. Kono, Reika, Robert A. Clark, et al. (2002). Active Pulleys:Magnetic resonance imaging of rectus muscle paths in tertiary gazes.IOVS 43: 2179-2188.
5. von Noorden, Gunter K., and Emilio C. Campos. (2002). Physiology of the ocular movements. In Binocular Vision and Ocular Motility, Edition 6,edited by Gunter K. von Noorden and Emilio C. Campos, Chapter 4, 52-79, St Louis, CV Mosby.
6. Westheimer, Gerald. (2014). The law of equal innervation of both eye:Thomas Reid preceded Hering by a century. An historical note.Vision Research 101: 32-33.

第二章　在非人灵长类斜视动物模型中观察到的眼动表现

Vallabh E. Das　著

彭诗茗　译

何　靖　钟华红　邓宏伟　校

　　摘　要：在视觉发育过程中，双眼视觉信息的紊乱可能导致眼位异常。除了水平眼位异常外，视觉 - 眼动系统的紊乱还包括垂直方向眼位异常、弱视、眼球震颤、固视不稳定、眼球运动失调、立体深度知觉缺乏，以及调节、注视偏好和交替注视障碍等问题。一些实验室已采用了一些方法来研究斜视发病机制，包括在非人类灵长类动物模型中进行行为和神经生理学研究。在本章，我们回顾了非人类灵长类斜视动物模型中关于视觉 - 眼动系统静态（正位）和动态（眼球运动）破坏的相关研究，以及从这些研究中获得的斜视相关发病机制。

　　关键词：斜视；动物模型；非人灵长类动物；眼球运动

第一节　引　言

　　眼球运动系统功能正常的特征包括眼球正位及眼球运动协调。斜视患者不具备双眼视觉形成所需的正位眼位及协调的眼球运动。感觉或运动融合发育的丧失导致近 5% 的儿童患有斜视，成为一个重大的公共卫生问题。斜视最常见的治疗方法是手术矫正。但手术矫正的成功率受多种因素影响，某些类型的斜视甚至难以进行手术矫正。斜视的高发病率和相对较高的治疗失败率促使人们需要了解斜视的发病机制。相关的研究结果对指导斜视治疗有重要意义。这也是构建斜视动物模型并在这些模型上进行行为学和神经生理学研究的主要目的。猴子，特别是某些猕猴物种，是斜视动物模型的最佳选择，因为它们在神经解剖学、神经生理学和眼球运动行为模式方面与人类相似。因此，在非人灵长类动物模型中进行的许多行为和神经生理学研究促进了对斜视机制的理解。本章将回顾基于斜视猴子模型研究得出的斜视的眼球运动特性。读者还可参考其他综述文献，了解与斜视相关的感觉缺陷和非人灵长类斜视动物的视觉和眼球运动生理学研究（Kiorpes，2015；Das，2016；Walton 等，2017）。需要注意，某些类型的斜视在病因上与双眼视觉的发育缺失无关。例如，由组织病理学引起的疾病（马方综合征、甲状腺功能障碍性眼病）、遗传导致的肌肉发育异常（先天性眼外肌纤维化），或脑神经支配障碍综合征（Duane's 综合征）。这些相对罕见的斜视类型在动物模型中难以复制，本章不再赘述。

第二节　非人类灵长类动物斜视模型

虽然斜视确实可能在某些非人灵长类动物中自然发生（Kiorpes 等，1985），但其在猴群中的低发病率和筛查困难限制了用猴作为斜视动物模型的发展。手术或破坏双眼视觉的途径可用于建立斜视动物模型。手术方法是通过破坏运动融合来诱导斜视。例如，幼猴的肌肉断腱术（Crawford 和 von Noorden，1979；Kiorpes 等，1996b；Kiorpes 等，1998；Horton 等，1999，2000；Economides 等，2007）。但是运动融合的破坏同时会导致感觉融合破坏，因此最终形成的斜视是由这两个因素造成的。感觉融合的破坏是通过在特殊视觉环境下饲养幼猴来诱发斜视，即在猴子出生后的前几个月，破坏双眼视觉就足以产生斜视（Quick 等，1989；Boothe 和 Brown，1996；Tusa 等，2002）。我们在实验中成功地使用了 2 种方法来诱导斜视，一种是光学棱镜法，另一种是每日交替单眼遮盖法。在棱镜斜视法中（Smith 等，1979；Crawford 和 von Noorden，1980），由于棱镜（破坏双眼视觉输入）引起视轴分离，以至于在发育过程中双眼无法实现感觉融合（Crawford，2000；Chino，2011）。猴子在出生后的头 3 个月利用棱镜可诱发永久性内斜视（ET）（Wong 等，2003）或外斜视（XT）（Hasany 等，2006）。棱镜法诱导的动物大脑皮质 V1/V2 区神经元有明显缺失（Crawford 等，1996；Smith 等，1997；Tusa 等，2002）。棱镜法诱导的猴子模型复现了人类斜视的特征，如隐性眼球震颤、鼻侧颞侧不对称、分离性斜视、A/V 征和注视偏好等（Wong 等，2003；Tychsen 等，2004；Tychsen，2007；Pirdankar 和 Das，2014；Das，2016；Joshi 等，2017）。与其他方法相比，棱镜法诱导斜视模型是在发育过程中造成了双眼视觉输入的不相关性，其更可能代表人类斜视发病病因。在棱镜法诱导斜视动物模型建立中，在幼猴的一眼前放置

11

20 PD 水平方向 Fresnel 棱镜，另一眼前放置 20 PD 垂直方向 Fresnel 棱镜（去除双眼视觉输入的相关性，图 2-1），以出生后的第一天开始进行为期 4 个月的观察实验。

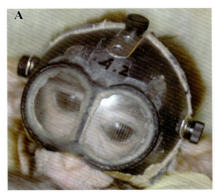
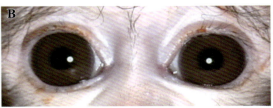

图 2-1　A. 用棱镜法诱导斜视的幼猴；B. 棱镜法诱导下饲养了 16 周的 34 周龄猴子，外斜视约 15°（与 A 图非同一猴子）

在每日交替单眼遮盖（alternating monocular occlusion，AMO）法中，幼猴出生后立即（24~48 小时内）将其一眼遮盖（例如，使用黑色接触镜）24 小时，然后将另一眼遮挡 24 小时。此后，每日交替遮盖单眼，持续 4 个月。这种方式在视觉发育最关键时期剥夺了大脑的双眼视觉信息，对于诱导斜视同样有效（Das 等，2005；Fu 等，2007；Das，2009）。每种斜视诱导方法独特的优缺点已在其他地方进行了讨论，但因为破坏双眼视觉的方法不会直接影响眼外肌（EOM）的运动机制，所以在研究眼动机制时可首选此种模型（Das，2016）。

第三节　斜视猴模型中眼位异常的研究进展

虽然人们早就知道棱镜法能诱发斜视，但近年才开始开展对诱导模式的纵向观察（Karsolia 等，2018）。在 6 只利用棱镜法饲养的幼猴和 2 只正常发育的幼猴中，我们利用 Hirschberg 角膜映光法评估了水平和垂直方向眼位情况。动物从出生后第 1 天开始使用棱镜，大约 2 周龄到 16 周龄之间佩戴棱镜饲养，之后大约每周进行 2 次眼位测量。图 2-2 显示了利用棱镜法诱导的斜视动物眼位异常的发展。在出生后 3 周，棱镜法饲养的猴子已经表现出明显的水平方向眼位异常，并逐渐加重，至 10 周左右眼位异常趋于稳定。从16周开始将棱镜法饲养的动物暴露于正常视觉环境，发现眼位异常好转；但在34周即移除棱镜后18周，棱镜法饲养的动物仍然表现出明显的水平方向眼位异常。从这项研究中得出结论：棱镜法饲养破坏了双眼融合机制，致使斜视在3周龄时即出现，这相当于人类的3月龄。在棱镜法诱导斜视的过程中，眼位改变的时间点与其他研究中描述的各种视觉感觉功能中断的时间点重合，这表明知觉和运动机制之间存在因果关系。本研究中一个有趣但无法解释的现象是，为什么基本相同的饲养过程却导致了不同的结果，出现ET或XT。棱镜法饲养的动物似乎在实验开始后立即偏向于ET或XT中的一种，这表明除了双眼视觉的破坏之外，可能还有其他因素决定了斜视的最终状态。

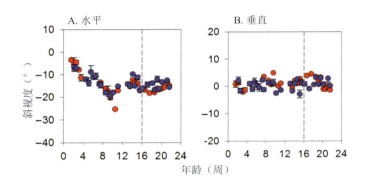

图 2-2　棱镜法饲养诱导16周产生的外斜视（虚线代表16周）

A. 水平方向斜视度；B. 垂直方向斜视度。摄像后采用 Hirschberg 角膜映光法采集和分析数据。红色符号表示右眼直视前方时的眼位，蓝色符号表示左眼直视前方时的眼位，两者基本没有区别

　　也有研究表明，3周龄后开始使用棱镜法饲养（与我们实验室从动物出生后第1天开始用棱镜法饲养相比）会出现视差敏锐度下降和双眼抑制加重，但不会出现眼位异常（Kumagami 等，2000）。此外，猴子的立体视觉约在3~4周龄时出现，并在1~2周内发育至成年水平（O'Dell 和 Boothe，1997）。因此，斜视的发生，必须在立体视觉发育之前就具有早期的双眼功能丢失。知觉（视差）和眼球运动（眼位正位）发展之间的分离，也支持除了提供完整的双眼视觉之外另一种眼位调节机制的存在。这个"另一种机制存在"的因素暂时未知，但可能涉及视觉或非视觉机制，如遗传编码、眼球运动的本体感觉、竞争性神经元相互作用导致集合运动和分散运动失调及其调节，以及与屈光不正机制的相互影响。

第四节　成年斜视猴的眼位异常和分离偏斜

图 2-3 显示了一只棱镜法饲养的成年动物的眼位异常。用 AMO 法或手术诱导的斜视动物与棱镜法饲养的动物表现出相似的眼位异常特征。成年斜视动物水平方向和垂直方向眼位异常在不同个体之间差异很大，这一现象与人类斜视一样。需要注意的是，得出这一论断的动物研究远少于人类临床研究。对成年斜视猴的动眼神经核和外展神经核内的运动神经元，以及中脑近反应区的近反应细胞的神经生理学研究表明，存在一种神经驱动参与决定斜视状态（Joshi 和 Das，2011；Das，2012；Walton 等，2015）。外周 EOM 的作用当然是存在的，最终的斜视状态可能是中央和外周来源的共同作用。关于眼位异常的神经基础方面的研究可从其他综述了解更多的细节（Ghasia 和 Shaikh，2013；Das，2016；Walton 等，2017）。

分离性偏斜是人类斜视的常见特征，在猴模型中也有类似表现（图 2-3）。在分离性垂直偏斜（DVD）中，非注视眼相对于注视眼向上偏移。在真正的垂直性斜视中，Hering 法则要求在一眼注视时另一非注视眼存在向上的偏移，当非注视眼变为注视眼时，原来的注视眼存在向下的偏移。由于 DVD 的非注视眼总是向上偏移，故与 Hering 法则不符（Guyton 等，1998）。

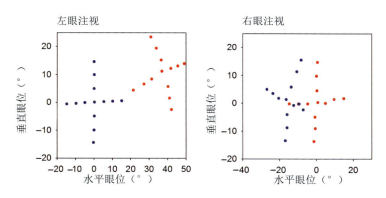

图 2-3　棱镜法诱导成年斜视猴在单眼水平或垂直方向注视目标时显示出的外斜视

A 型斜视，分离性垂直偏斜和分离性水平偏斜表现。+ve 值表示眼位向右或向上偏移；右眼为红色，左眼为蓝色

在水平方向上与 DVD 类似的斜视是分离性水平偏斜（Dissociated Horizontal Deviation，DHD），患者的水平方向的斜视度取决于他们是用右眼还是左眼注视。Brodsky（2007）指出，根据固视眼的改变导致的继发性融合作用于原始的眼位异常

（Brodsky，2007）。棱镜法和 AMO 诱导斜视模型都可表现出 DVD 和 DHD（Tychsen 等，2000；Das 等，2005）。

第五节　斜视猴的鼻侧 - 颞侧不对称

在视觉跟踪眼球运动的帮助下，一个正常的视觉 - 眼动神经系统可以使感兴趣的运动物体在中心凹上保持稳定图像（Leigh 和 Zee，2015）。根据视觉运动刺激的特点，视觉运动信息在对侧的视觉皮质区域进行加工，最终实现平滑追随（smooth pursuit，SP）、眼球跟随反射（ocular following reflex，OFR），或视动性眼球震颤（optokinetic nystagmus，OKN）。SP 由中心凹附近运动目标刺激产生，OFR 由短暂的大视角运动刺激引发，OKN 由连续单向的大视角运动刺激产生。与斜视相关的视觉 - 眼动障碍与视觉运动信息的处理有关，导致视觉追踪时眼球运动紊乱。对于患有斜视或弱视的人或猴子的鼻侧 - 颞侧不对称的经典描述是指在单眼观看条件下，受试者对鼻侧方向的目标运动表现出强烈的视觉和眼动反应，但对颞侧方向的目标运动表现出微弱或没有反应（Tychsen 等，2008；Ghasia 和 Tychsen，2014）。虽然大多数研究是在视觉刺激下进行的，但斜视猴子的 SP 反应中也有关于鼻侧和颞侧不对称的报道（Kiorpes 等，1996a）。Tychsen 提出了一个鼻侧和颞侧不对称模型，该模型任务从皮质区域 [颞叶中部（middle temporal，MT）]/ 颞中上核（middle superior temporal，MST）连接到脑干区域 [视束核（nucleus of the optic tract，NOT）和脑桥背外侧核（dorsolateral pontine nucleus，DLPN）] 的双眼连接的丧失会导致对单眼刺激的不对称反应（Tychsen，2007）。我们最近进行了一项研究，在同一类动物中比较了 SP、OFR、OKN 鼻侧 - 颞侧不对称的性质（Joshi 等，2017）。图 2-4 显示了 3 种情况下鼻侧和颞侧刺激的增益比，表明在 3 种眼球追踪运动中都观察到鼻侧 - 颞侧不对称。鼻侧 - 颞侧增益比的定量分析表明，3 种眼球追踪运动的鼻侧 - 颞侧不对称性没有显著差异。因此，我们的研究结果支持 Tychsen 模型，并表明 MT/MST 的双眼视觉破坏和来自 MT/MST 的脑干信息的阻断对视觉追踪很重要，如 NOT 和 DLPN 在 OKN、OFR 和 SP 运动时可以出现相似的鼻侧 - 颞侧不对称。除了鼻侧 - 颞侧不对称外，OKN 垂直方向不对称（向上刺激比向下刺激的反应更明显）在斜视猴上也有报道（Ghasia 和 Tychsen，2014）。

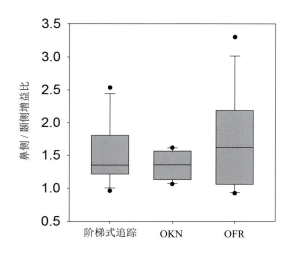

图 2-4 在 3 种基于单眼视觉的眼球追踪模式 [阶梯式追踪、视动性眼球震颤（OKN）和眼球跟随反射（OFR）] 下，鼻侧增益与颞侧增益的比率

方框的边界是第 25 百分位点和第 75 百分位点，误差条是第 5 和第 95 百分位点 [基于 Joshi et al. 2017 Strabismus 25(2): 47-55]

第六节 斜视猴的眼球震颤和注视不稳定

　　融合发育不良性眼球震颤（fusion maldevelopment nystagmus，FMN）以前被称为隐性眼球震颤（latent nystagmus，LN），其通常与眼位异常和鼻侧 - 颞侧不对称有关。双眼视觉障碍导致视觉运动处理障碍，从而导致鼻侧 - 颞侧不对称和 FMN（Tychsen 等，2010）。FMN 也与对侧眼 NOT 神经元对运动信息的明显偏向有关（Mustari 等，2001）。在患有 FMN 的斜视猴子中，毒蝇蕈醇使 NOT 失活导致眼球震颤消失。这提示 MT/MST → NOT 通路在这类眼球运动异常中的重要性（Mustari 等，2001；Tychsen 等，2010）。

　　正常情况下，人类或猴子在注视时，眼球会不断移动。小幅度扫视（微扫视或注视性扫视）和眼球漂移是注视时主要的眼球运动。虽然微扫视是注视性眼球运动的必要组成部分，但过度微扫视会导致注视不稳定，损害视觉功能。双变量轮廓椭圆面积（bivariate contour ellipse area，BCEA）是一种测量注视时眼球位置分散面积的度量标准，是量化注视不稳定性测量方法之一（Timberlake 等，2005）。BCEA 越大表明注视不稳定性越大。由于是对眼球位置离散度的测量，所以它同时包含了快速（扫视）和慢速（漂移）两个部分。我们对斜视猴子注视不稳定性的首次研究发现，斜视猴子的 BCEA 明显大于正常猴子，而在斜视猴子中斜视眼的不稳定性也比正常眼更大（Pirdankar 和 Das，2016）。有趣的是，影响正常动物和人类 BCEA 的目标参数（如目标形状和目标大小），似乎也会影响斜视动物的 BCEA，尽管这种影响的意义尚不清楚，因斜视动物的 BCEA 明显大于正常人。在一项后续研究中，我们专门研究了注视性扫视和眼球震颤快相成分在驱动斜视猴注视不稳定性中的影响（Upadhyaya 等，2017）。发现眼球震颤的快相显著影响注视扫视频率，但仅轻微影响注视扫视振幅，并且注视不稳定性与注视扫视振幅之间的关系是非线性的。随着 BCEA 增大，注视扫视振幅趋于稳定，这意味着当注视不稳定性较大时，漂移成为主要的作用因素。我们还发现，与正常动物相比，斜视猴子在集合注视或分散注视时表现出更明显的注视不稳定性，这一现象可直接由聚散系统引起，也可由与斜视相关的调节不稳定性增加引起，或者通过聚散系统和调节系统之间的相互作用间接驱动调节系统。

第七节　斜视的扫视非共轭性和 A/V 模式

视物清晰稳定，除了眼位正常，还需具备协调的双眼眼球运动。换句话说，在眼球运动前、运动中和运动后，都需要使双眼协调。在斜视的猴子和人类中，双眼协调遭到破坏（Kapoula 等，1997；Bucci 等，2002；Fu 等，2007）。对双眼协调的研究主要通过扫视进行，但在其他眼球运动（如 SP）中也存在双眼控制障碍。Fu 等（2007）研究了水平扫视运动的共轭性，发现了一种非共轭性注视。进一步分析表明，非共轭性注视是由于扫视期间非共轭和扫视后漂移共同造成的。Walton 等对这一结果进行了拓展研究，并确定了在水平、垂直和旋转眼球运动中也存在非共轭运动（Walton 等，2014）。他们认为出现双眼非共轭性扫视的部分原因在于扫视方向的控制。

A-V 型斜视即在垂直方向注视时伴随水平方向眼位异常，这类斜视在人类中很常见，在猴子模型中也有复制。A-V 型斜视的表现是斜视眼协调运动时出现错误的耦合，因此可以看作是眼球共轭运动异常（Ghasia 等，2015；Shaikh 和 Ghasia，2015）。模拟 A-V 型斜视的一个基本假设是水平系统和垂直系统之间存在联系（Walton 等，2017）。Walton 等进行了神经生理学研究，以证明与脑桥旁正中网状结构存在联系（Walton 和 Mustari，2015）。其中，明显表现出联系的另一个重要节点是神经整合，水平方向运动包含垂直成分、垂直方向运动包含水平成分的异常运动现象存在于包括扫视在内的所有眼球运动中（Walton 和 Mustari，2017）。

第八节　斜视猴的注视转换行为

患有弱视的斜视患者会用非弱视眼注视和获取目标。然而，如果是轻度弱视，斜视患者可以用任意一眼注视目标，并根据目标的位置选择注视眼，从而产生对整个视野中目标位置的注视偏好的特征模式（Steinbach，1981；Sireteanu，1982；Sireteanu 和 Fronius，1989；Dickey 等，1991；van Leeuwen 等，2001；Das，2009）。例如，在外斜视中，右边的目标通常由右眼获得，左边的目标通常由左眼获得。注视偏好和注视目标时转换注视眼的能力被认为是来自眼特定视网膜区域视觉抑制的结果（Steinbach，1981；Sireteanu，1982；van Leeuwen 等，2001；Economides 等，2012 和 2014）。对人类外斜视的行为研究和外斜视猴子的代谢组研究表明，来自颞侧视网膜的部分信息被抑制（Sireteanu，1982；Horton 等，1999；Joosse 等，1999）。具有交替注视的内斜视可能存在鼻侧视网膜抑制（Sireteanu，1982；Pratt-Johnson 和 Tillson，1984）。进一步的研究表明，在外斜视中斜视眼的中心凹和靠近中心凹的颞侧视网膜未被抑制（Economides 等，2012）。斜视猴子具有注视转换能力，这使它们成为研究不常见视觉 - 眼动行为的绝佳模型（Economides 等，2007；Das，2009；Agaoglu 等，2014a）。我们的研究结果（Das，2009；Agaoglu 等，2014a）表明，如果在外斜视患者中部分颞侧视网膜的信息被抑制，或在内斜视患者中部分鼻侧视网膜的信息被抑制，则双眼注视时的扫视运动与预期相符。斜视眼的视网膜中心凹未受到抑制。对于位于两眼视轴间的特定目标，动物通常有能力选择两眼中的任何一眼来获取目标。那为何斜视受试者在不同实验中，面对同样目标时，有时选择左眼注视，有时选择右眼注视？可能因为斜视双眼眼位异常，理论上一个目标会产生两个视网膜信号。虽然被试者只感知到一个目标（另一眼出现视觉抑制），但眼动系统可能同时出现两个错误（Sireteanu，1982；Agaoglu 等，2014a；Agaoglu 等，2014b）。在这种情况下，斜视的注视偏好和由此产生的注视转换可以通过竞争性决策得到解释，即大脑在两种错误信号间进行选择以启动扫视。这一假设在涉及目标选择至关重要的颅脑区域（如上丘、额叶视区和外侧顶叶区）的神经活动记录研究中可能被支持也可能被反驳。最近，Economides 等发现双眼错误的视网膜信号都表现在上丘表层 SC

细胞的视觉反应中，为竞争假说提供了支持（Economides 等，2018）。

　　我们实验室最近感兴趣的另一个问题是斜视受试者如何对非视觉刺激做出反应？有没有一个通用理论可以解释受试者如何对视觉刺激和非视觉刺激做出定向反应？为了回答这个问题，我们在不同的空间位置设置听觉目标，并要求动物对其感知的位置进行定向眼球运动。图 2-5 显示，斜视猴会根据目标所在位置进行注视转换，将目光转向非视觉（听觉）目标，这与它们对视觉目标的反应类似。在这个例子中，中心左侧 10° 的目标，不论是视觉的还是听觉的，注视偏好均具有相似性。在听觉实验中，动物最初注视一个中央发光装置，但当它们向偏心听觉目标进行扫视时，却没有收到视觉反馈。因此，无法习得将声音的空间位置与随后在同一位置出现的视觉目标联系起来。换句话说，主动视觉抑制并非驱动注视转换的必要条件。进一步的研究正在进行，以确定这种行为的神经基础。

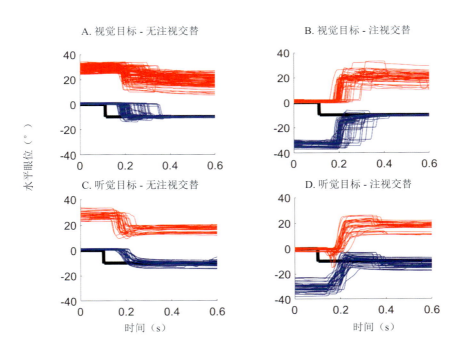

图 2-5　外斜视动物模型实验的原始数据

显示在双眼注视下对目标进行扫视时的注视偏好（A、B.视觉目标；C、D.听觉目标）目标出现在 –10°。在 A、C 组中，动物最初用左眼注视 0° 位置目标，最后结束时还是左眼注视（不论用交替遮盖或非注视转换实验）。在 B、D 组中，动物最初用右眼注视 0° 位置目标，最后结束时用左眼注视（不论用交替遮盖或非注视转换实验）。无论目标是视觉的还是听觉的，都会发生注视转换或不发生注视转换。右眼位置为正，左眼位置为负。红线为右眼位置，蓝线为左眼位置，黑线为目标位置

第九节 在动物模型中矫正斜视

斜视猴模型已通过几种不同的方式用来提高我们对斜视治疗方法的了解。Tychsen 等研究了斜视矫正手术的时机对视觉和眼球运动的影响。他们使用之前描述的棱镜法诱导斜视，然后在特定的时间点（棱镜法饲养开始后 6 周或 24 周）通过简单地移除棱镜护目镜来模拟斜视矫正。研究表明，在早期纠正异常眼位可使立体视觉、鼻侧 - 颞侧不对称和严重的融合发育不良性眼球震颤有更好的预后（Wong 等，2003；Tychsen 等，2004）。因此，这些研究主张尽早开始干预治疗。

我们最近发表了两篇研究论文，描述了两只成年外斜视动物手术矫正斜视后的可塑性。在动物实验中，眼位异常在手术后立即改善了 70%，但在手术后 6 个月眼位异常再次反弹到手术前的状态。图 2-6 展示了其中一只实验动物从手术后第 1 天开始的眼位变化。除了眼位异常，还发现了动态扫视和平滑追随的变化，但这些变化的幅度相对较小（Pullela 等，2016）。这些动物斜视矫正术后的反应与人类斜视手术后观察到的反应相似。因此，进行动物实验对临床实践具有重大影响。我们进一步进行了治疗后的神经可塑性的行为研究，结果表明在治疗后的第 1 个月，眼外肌的神经驱动发生了变化（Pullela 等，2018）。当手术治疗取得长期成功时，神经回路的调节很可能负责维持正常的眼位状态。例如，当斜视手术成功后，残留的双眼视觉可能提供必要的中枢信号，将从运动核到眼外肌的神经分布模式调整到适当的水平以维持正常眼位。另一种观点是，由于手术后导致视觉和眼球运动的控制突然改变，进一步导致了外周（肌肉重塑）和脑内（中枢神经重塑模式）的快速适应。现在面临的挑战是促进新的适应以改善和巩固手术的效果，同时试图防止反弹到治疗前斜视状态的适应。鉴于我们从动物研究中获得的信息，建议在术后采取以改善视觉体验为目标的干预措施（例如，手术后视觉治疗），这可能会在手术治疗后带来更为显著的效果。

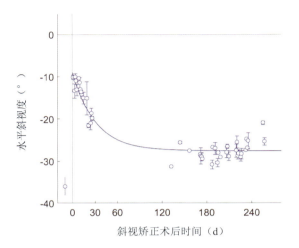

图 2-6　外斜视猴子斜视矫正手术后的眼位变化

曲线图中的每个数据点显示了眼位采集的日期。时间轴（*x*轴）上"0"之前的数据点是手术前的平均斜视度。曲线图显示术后斜视明显改善，但术后 6 个月左右，斜视度反弹到手术前水平 [引自 Pullela et al. (2018) Investigative Ophthal and Visual Science]

致谢：作者获得 NIH 资助 R01-EY026568 和 UHCO 核心资助 P30-EY07551。作者声明没有其他竞争的经济利益。

参考文献

1. Agaoglu, Mehmet N., Stephanie K. LeSage, et al. (2014a). Spatial Patterns of Fixation in Monkeys with Strabismus.Invest Ophthalmol Vis Sci 55(3): 1259-1268.

2. Agaoglu, Sevda, Mehmet N. Agaoglu, et al. (2014b).Processing motion via the non-fixating eye in monkeys with strabismus.Invest Ophthalmol Vis Sci 56(11): 6423-6432.

3. Boothe, Ronald G. and Rick J. Brown. (1996). What happens to binocularity in primate strabismus? Eye 10(Pt 2): 199-208.

4. Brodsky, Michael C. (2007). Dissociated horizontal deviation: clinical spectrum, pathogenesis, evolutionary underpinnings, diagnosis,treatment, and potential role in the development of infantile esotropia (an American Ophthalmological Society thesis). Trans Am Ophthalmol Soc 105: 272-293.

5. Bucci, Maria Pia, Zoi Kapoula, et al. (2002). Binocular coordination of saccades in children with strabismus before and after surgery. Invest Ophthalmol Vis Sci 43(4):1040-1047.

6. Chino, Yuzo M. (2011). Developmental Visual Deprivation. In: Levin,Leonard, Ed. Adler's

Physiology of the Eye, Edition 11. Saunders/Elsevier, Edinburg, Section11, Chapter 40.

7. Crawford, Morris L.J. (2000). Animal models in strabismus: sensory aspects of a comitant strabismus. In: Advances in strabismus research: basic and clinical aspects. Lennerstrand, Gunner and Ygge, Jan, Eds. Portland Press, London, p 121-130.

8. Crawford, Morris L.J., Ronald S. Harwerth, et al. (1996). Binocularity in prism-reared monkeys. Eye 10 (Pt 2):161-166.

9. Crawford, Morris L.J. and Gunter K. von Noorden. (1979). The effects of short-term experimental strabismus on the visual system in Macaca mulatta. Invest Ophthalmol Vis Sci 18(5): 496-505.

10. Crawford, Morris L.J. and Gunter K. von Noorden. (1980). Optically induced concomitant strabismus in monkeys. Invest Ophthalmol Vis Sci19(9): 1105-1109.

11. Das, Vallabh E. (2009). Alternating fixation and saccade behavior in nonhuman primates with alternating occlusion-induced exotropia. Invest Ophthalmol Vis Sci 50(8): 3703-3710.

12. Das, Vallabh E. (2012). Responses of cells in the midbrain near-response area in monkeys with strabismus. Invest Ophthalmol Vis Sci 53(7):3858-3864.

13. Das, Vallabh E. (2016). Strabismus and oculomotor system: Insights from macaque models. Annual Review of Vision Science 2: 37-59.

14. Das, Vallabh E., Lai Ngor Fu, et al. (2005). Incomitance in monkeys with strabismus. Strabismus 13(1): 33-41.

15. Dickey, Carol F., Henry S. Metz, et al. (1991). The diagnosis of amblyopia in cross-fixation. J Pediatr Ophthalmol Strabismus 28(3): 171-175.

16. Economides, John R., Daniel L. Adams, et al. (2012).Perception via the deviated eye in strabismus. J Neurosci 32(30): 10286-10295.

17. Economides, John R., Daniel L. Adams, et al. (2014).Eye choice for acquisition of targets in alternating strabismus. J Neurosci 34(44): 14578-14588.

18. Economides, John R., Daniel L. et al. (2007). Ocular motor behavior in macaques with surgical exotropia. J Neurophysiol 98(6): 3411-3422.

19. Economides, John R., Brittany C. Rapone, et al. (2018). Normal Topography and Binocularity of the Superior Colliculus in Strabismus. J Neurosci 38(1): 173-182.

20. Fu, Lai Ngor, Ronald J. Tusa, et al. (2007). Horizontal saccade disconjugacy in strabismic monkeys. Invest Ophthalmol Vis Sci 48(7): 3107-3114.

21. Ghasia, Fatima F. and Lawrence Tychsen. (2014). Horizontal and vertical optokinetic eye movements in macaque monkeys with infantile strabismus: directional bias and crosstalk. Invest Ophthalmol Vis Sci55(1): 265-274.

22. Ghasia, Fatima F and Aasef G. Shaikh. (2013). Pattern Strabismus, Where Does the Brain's Role End and the Muscle's Begin? J Ophthalmol 2013:301256.

23. Ghasia, Fatema F., Aasef G. Shaikh, et al. (2015). Cross-coupled eye movement supports neural origin of pattern strabismus. Invest Ophthalmol Vis Sci 56(5): 2855-2866.

24. Guyton, David L., Edward W. Cheeseman, et al. (1998). Dissociated vertical deviation: an exaggerated normal eye movement used to damp cyclovertical latent nystagmus. Transactions of the American Ophthalmological Society 96:389-424, discussion 424-389.

25. Hasany, Aasim, Agnes M. Wong, et al. (2006). Duration of binocular decorrelation predicts the severity of nasotemporal pursuit asymmetries in strabismic macaque monkeys. J AAPOS 10(1):87.

26. Horton, Jonathan C., Davina R. Hocking, et al. (1999).Metabolic mapping of suppression scotomas in striate cortex of macaques with experimental strabismus. J Neurosci 19(16): 7111-7129.

27. Horton, Jonathan C., Davina R. Hocking, et al. (2000).Rapid identification of ocular dominance columns in macaques using cytochrome oxidase, Zif268, and dark-field microscopy. Vis Neurosci17(4):495-508.

28. Joosse, Maurits V., Huibert J. Simonsz, et al. (1999). Quantitative visual fields under binocular viewing conditions in primary and consecutive divergent strabismus. Graefes Arch Clin Exp Ophthalmol 237(7): 535-545.

29. Joshi, Anand C., Mehmet N. Agaoglu, et al. (2017).Comparison of Naso-temporal Asymmetry During Monocular Smooth Pursuit, Optokinetic Nystagmus, and Ocular Following Response in Strabismic Monkeys. Strabismus 25(2): 47-55.

30. Joshi, Anand C. and Vallabh E. Das. (2011). Responses of medial rectus motoneurons in monkeys with strabismus. Invest Ophthalmol Vis Sci52(9): 6697-6705.

31. Kapoula, Zoi, Maria Pia Bucci, et al. (1997).Impairment of the binocular coordination of saccades in strabismus.Vision Research 37(19): 2757-2766.

32. Karsolia, Apoorva, Emily Burns, et al. (2018).Longitudinal development of ocular alignment in normal and prismreared infant monkeys. Invest Ophthalmol Vis Sci 59(9): 1556 (ARVO Abstract).

33. Kiorpes, Lynne. (2015). Visual development in primates: Neural mechanisms and critical periods. Dev Neurobiol 75(10): 1080-1090.

34. Kiorpes, Lynne, Ronald G. Boothe, et al. (1985). Frequency of naturally occurring strabismus in monkeys. J Pediatr Ophthalmol Strabismus 22(2): 60-64.

35. Kiorpes, Lynne, Daniel C. Kiper, et al. (1998). Neuronal correlates of amblyopia in the visual cortex of macaque monkeys with experimental strabismus and anisometropia. Journal of Neuroscience 18(16): 6411-6424.

36. Kiorpes, Lynne, Pamela J. Walton, et al. (1996a,b). Effects of early-onset artificial strabismus on pursuit eye movements and on neuronal responses in area MT of macaque monkeys. J Neurosci 16(20): 6537-6553.

37. Kumagami, Takeshi, Bin Zhang, et al. (2000). Effect of onset age of strabismus on the binocular responses of neurons in the monkey visual cortex. Invest Ophthalmol Vis Sci 41(3):948-954.

38. Leigh, R. John and David S. Zee. (2015). The Neurology of Eye Movements,Edition 5. Oxford University Press, New York.

39. O'Dell, Cynthia and Ronald G. Boothe. (1997). The development of stereoacuity in infant rhesus monkeys. Vision Res 37(19): 2675-2684.

40. Pirdankar, Onkar H., Harold E. Bedell, et al. (2014). Fixation Stability in Monkeys with Strabismus. Invest Ophthalmol Vis Sci55(13): 2574 (ARVO Abstract).

41. Pirdankar, Onkar H. and Vallabh E. Das. (2016). Influence of Target Parameters on Fixation Stability in Normal and Strabismic Monkeys.Invest Ophthalmol Vis Sci 57(3): 1087-1095.

42. Pratt-Johnson, John A. and Geraldine Tillson. (1984). Suppression in strabismus--an update. Br J Ophthalmol 68(3): 174-178.

43. Pullela, Mythri, Mehmet N. Agaoglu, et al. (2018). Neural plasticity following surgical correction of strabismus in monkeys. Invest Ophthalmol Vis Sci 59 (12): 5011-5021.

44. Quick, Michael W., Margarete Tigges, et al. (1989). Early abnormal visual experience induces strabismus in infant monkeys. Investigative Ophthalmology & Visual Science 30(5):1012-1017.

45. Shaikh, Aasef G. and Fatima F. Ghasia. (2015). Misdirected horizontal saccades in pan-cerebellar atrophy. J Neurol Sci 355(1-2): 125-130.

46. Sireteanu, Ruxandra. (1982). Binocular vision in strabismic humans with alternating fixation. Vision Res 22(8): 889-896.

47. Sireteanu, Ruxandra and Maria Fronius. (1989). Different patterns of retinal correspondence in the central and peripheral visual field of strabismics.Invest Ophthalmol Vis Sci 30(9): 2023-2033.

48. Smith, Earl L. 3rd , Michael J. Bennett, et al. (1979). Binocularity in kittens reared with optically induced squint. Science 204(4395): 875-877.

49. Smith, Earl L. 3rd, Yuzo M. Chino, et al. (1997). Residual binocular interactions in the striate cortex of monkeys reared with abnormal binocular vision. Journal of Neurophysiology 78(3): 1353-1362.

50. Steinbach, Martin J. (1981). Alternating exotropia: temporal course of the switch in suppression. Invest Ophthalmol Vis Sci 20(1): 129-133.

51. Timberlake, George T., Manoj K. Sharma, et al. (2005). Retinal location of the preferred retinal locus relative to the fovea in scanning laser ophthalmoscope images. Optom Vis Sci 82(3): 177-185.

52. Tusa, Ronald J., Michael J. Mustari, et al. (2002). Animal models for visual deprivation-induced strabismus and nystagmus. Annals of the New York Academy of Sciences 956: 346-360.

53. Tychsen, Lawrence. (2007). Causing and curing infantile esotropia in primates: the role

of decorrelated binocular input (an American Ophthalmological Society thesis). Trans Am Ophthalmol Soc 105: 564-593.

54. Tychsen, Lawrence, Michael Richards, et al. (2010). The neural mechanism for Latent (fusion maldevelopment) nystagmus. J Neuroophthalmol 30(3):276-283.

55. Tychsen, Lawrence, Michael Richards, et al. (2008).Spectrum of infantile esotropia in primates: Behavior, brains, and orbits.J AAPOS 12(4): 375-380.

56. Tychsen, Lawrence, Agnes M. Wong, et al. (2004). Early versus delayed repair of infantile strabismus in macaque monkeys: II. Effects on motion visually evoked responses. Invest Ophthalmol Vis Sci, 45(3), 821-827.

57. Tychsen, Lawrence, Cem Yildirim, et al. (2000). Macaque monkey as an ocular motor and neuroanatomic model of human infantile strabismus. In: Advances in Strabismus Research: Basic and Clinical Aspects. Lennerstrand, Gunner and Ygge, Jan, Eds. Portland Press, London, p 103-120.

58. Upadhyaya, Suraj, Mythri Pullela, et al. (2017). Fixational Saccades and Their Relation to Fixation Instability in Strabismic Monkeys. Invest Ophthalmol Vis Sci 58(13): 5743-5753.

59. van Leeuwen, Anna F., Han Collewijn, et al. (2001). Saccadic binocular coordination in alternating exotropia. Vision Res 41(25-26): 3425-3435.

60. Walton, Mark M. G. and Michael J. Mustari. (2015). Abnormal tuning of saccade-related cells in pontine reticular formation of strabismic monkeys. J Neurophysiol 114(2): 857-868.

61. Walton, Mark M.G., Michael J. Mustari, et al. (2015). Abnormal activity of neurons in abducens nucleus of strabismic monkeys. Invest Ophthalmol Vis Sci 56(1): 10-19.

62. Walton, Mark M. G., Seiji Ono, et al. (2014). Vertical and oblique saccade disconjugacy in strabismus. Invest Ophthalmol Vis Sci 55(1): 275-290.

63. Walton, Mark M. G. and Michael Mustari. (2017). Comparison of three models of saccade disconjugacy in strabismus. J Neurophysiol 118(6):3175-3193.

64. Walton, Mark M. G., Adam Pallus, et al. (2017).Neural mechanisms of oculomotor abnormalities in the infantile strabismus syndrome. J Neurophysiol 118(1): 280-299.

65. Wong, Agnes M., Paul Foeller, et al. (2003). Early versus delayed repair of infantile strabismus in macaque monkeys, I. ocular motor effects. J AAPOS 7(3):200-209.

第三章 斜视遗传学

Zia Chaudhuri，Sourav Ganguly，BTech，Roli Budhwar，Anjali Dabral，Pinaki Ranjan
Debnath 著

何　靖　译

陶政旸　钟华红　邓宏伟　校

　　摘　要：遗传学作为人类疾病的直接病因或风险因素，会不同程度地受到外部环境因素的影响，这对于个体化医学至关重要。现今关于人类疾病的概念与过去存在很大不同。过去认为疾病要么是"遗传性"的，主要是指具有明确定义的单基因孟德尔遗传性疾病，这类疾病与基因之间有明确的因果关系；要么是"环境性"的，主要指患者生活方式或环境中的多个因素导致了疾病的发生。而现今的概念是，大多数人类疾病都起源于基因，并与许多内在和外在因素的调节有关，这些因素共同作用导致该疾病的发生和表现。随着用于研究基因组学和功能分析的工具的不断进步，目前对疾病及其遗传起源的探索进入了一个新的科学研究时代。本章特别讨论了全球对于斜视遗传学的研究状况，并强调了在人群中识别可能致病的新"遗传"调节因子对斜视患者的未来意义。目前，可以假设斜视的遗传决定因素在全球范围内具有一致性，并受到当地环境、社会和其他表观遗传因素的调节。

第一节　引　言

　　当代遗传学研究由高度复杂用于生物信息学的生物技术工具箱、分子研究、计算工具和功能基因组学组成，其中功能基因组学包括细胞培养、诱导多能干细胞（induced pluripotent stem cell，iPSC）和动物研究，用于验证由二代测序（next generation sequencing，NGS）工具如全外显子组测序（whole exome sequencing，WES）、全基因组测序（whole genome sequencing，WGS）和靶向重测序（Goodman，2013；Chaudhuri 等，2017 和 2020）发现遗传学的结果。然而，准确的表型评估、家系图绘制以及基因型 - 表型相关性的预测价值的临床技术仍然是疾病的潜在因果关系中解释其变异的重要支柱。

在这个领域，临床医生、遗传学家和生物技术专家共同合作，采用"从实验室到临床"的方式来缓解人类的痛苦。

通过使用极其敏感的遗传工具和技术，并结合专注于计算机辅助的"in silico"，已经发现了许多基因。其中，大多数为编码基因，但这些基本没有任何已知功能，或功能与疾病表型之间没有直接相关性。这导致了对传统遗传方式"孟德尔遗传"和"非孟德尔遗传"（Badano 和 Katsanis，2002）的概念描述越发模糊。分子遗传学和变异数据分析的巨大飞跃表明，相似的表型可能是许多基因中等位基因联合作用的结果。这里所强调的"寡基因"遗传的概念目前已成为解释许多之前被称为"复杂"和"非孟德尔"遗传疾病状况的依据，仅仅是因为它们不符合严格的单基因"孟德尔"模式（Bodmer，2007；Robinson 和 Katsanis，2010）。这种理解还有助于在考虑孟德尔遗传和非孟德尔遗传复杂特征时将其看作是连续的，而并非孤立的群体。

第二节　非综合征性共同性斜视的遗传学

斜视是指任何一眼视轴偏离的临床现象。可能是共同性的，即在所有注视方向，双眼的偏斜角度均相等；亦可能是非共同性的，即在不同的功能眼位注视下，双眼的偏斜角度不同。非共同性斜视通常是由麻痹性、限制性或肌源性原因引起。共同性斜视的病因通常是原发性的，尽管已进行了大量的研究来探寻可能的致病因素，但其具体病因仍不详。常见的共同性斜视类型是水平方向偏斜，包括内斜视（指一眼注视，另一眼向内侧偏斜）和外斜视（指一眼注视，另一眼向外侧偏斜）。

早期研究发现，共同性斜视表现有遗传模式（Maconachie 等，2013）。然而，由于没有明确的"孟德尔"遗传模式，目前的遗传研究方法无法准确地探索该病的遗传网络。这种类型的水平斜视在一般人群中出现比例为3%~5%，但在智力障碍（intellectual disability，ID）和白化病患者中斜视的发生率要高很多。这促使研究人员在与智力障碍相关的基因（Alazami 等，2013）和白化病相关的基因（Burdon 等，2003）中寻找可能导致斜视发病的基因变异。尽管通过连锁基因和外显子基因检测确定了 ADAT 中的基因变异，根据这些变异可以解释3个大型近亲常染色体隐性遗传（autosomal recessive inheritance，AR）家族中的智力障碍（ID），但只能作为推断，无法确定其与斜视的具体相关性。同样，在 21 个白化病家族中，通过单链构象多态性（single stranded conformational polymorphism，SSCP）分析，对 3 个基因 *TYRP1*、酪氨酸酶基因和 *P* 基因进行了筛查，均未找到可能的致病变异。

对 7 个高加索家族进行连锁分析以寻找可能的"斜视"基因时，发现在一个大型内斜视的 AR 家族中，位于染色体 7p22.1 上的 *STBMS1* 位点可能是共同性斜视的致病基因变异的所在区域（Parikh 等，2003）。随后，对 55 个日本家系进行了全基因组筛查，在内斜视和 AR 遗传模式中寻找位于 *STBMS1* 位点的基因，未发现任何显著异常（Shaaban 等，2009）。然而，研究发现在染色体 4q28.3 [常染色体显性遗传（autosomal dominant inheritance，AD）模型，遗传异质性对数概率（Logarithm of the Odds，LOD）为 3.32] 和染色体 7q31.2（AR 模型，遗传异质性 LOD 为 3.33）处存在显著变异位点（Shaaban 等，2009）。随后的亲代起源基因组印记研究揭示了最显著的位点位于 12q24.32（几乎完全母源印记），并可能在 7q31.2 处也有印记，使得完全外显率成为可能（Shaaban 等，2009）。随后，从日本和美国数据库中选择了 24 个来自 4q28.3 和 7q31.2 区域的 rsSNP 和 233 个 rsSNP。在 58 个原发性共同性斜视（primary comitant strabismus，PCS）患者家族的 108 名患者和 96 名正常人中对以上这些单核苷酸多态性（single nucleotide polymorphisms，SNP）进行了筛查。使用显性和隐性遗传的连锁分析、传递不平衡检验（transmission disequilibrium test，TDT）和允许误差的 TDT 方法对以上数据进行了分析。该研究表明，*MGST2*（4q28.3）和 *WNT2*（7q31.2）的变异是日本人群 PCS 的潜在候选变异基因（Zhang 和 Matsuo，2017）。使用单位点模型分析隐性和显性遗传，并尝试用不同的遗传模型参数以最大化 LOD 分数，发现了位于染色体 6、12 和 19 上的其他导致斜视的基因位点（Shaaban 等，2009）。

在英国 12 个原发性斜视的高加索家庭队列中，对 7 号染色体微卫星标记进行基因分型，以确定 *STBMS1* 作为该疾病原因的频率。根据隐性和显性遗传模型计算了 LOD 分数。在这 12 个家庭中，一个包含三代人患有内斜视的家族，在显性模式下与 *STBMS1* 位点有关，LOD 分数为 3.21（Rice 等，2009）。

最近，应用全基因组关联进行发现队列研究，发现了两个与非调节性和调节性内斜视显著相关的单核苷酸多态性（SNP），分别位于 21 号染色体的 rs2244352 和 rs912759 位点。该研究主要针对来自美国、英国和澳大利亚的欧洲血统高加索人群，发现队列组包括 1174 名参与者，复制队列组包括 856 名参与者（Shaaban 等，2018）。二代测序（NGS）

的出现在检测基因领域引发了一场革命。对一个两代人的中国家族进行全外显子组测序（WES）后再进行变异检测和筛选，这个家族包括 2 个患有外斜视的兄妹，以及未患病的父母。通过应用 WES 后进行变异检测和筛选并对这个家族进行分析，发现了 *AHI* 基因（6q23.3）和 *NEB* 基因（2q23.3）中的变异，推测其可能是造成该家族外斜视的潜在致病因素。WES 成为一种强大的检测遗传方法，将在未来对于识别常见斜视形式中的潜在致病基因发挥重要作用（Min 等，2017）。此外，一个大型南亚家族队列研究中收集了内斜视和外斜视的数据，用于后续在该人群中进行全外显子组测序分析（Chaudhuri 等，2017）。表 3-1 阐明了迄今为止与常见斜视形式相关的已知位点和基因。

表 3-1　推测与原发性共同性斜视相关的可能致病变异

序号	年份	研究类型	遗传研究方法	确认的变异 / 基因 / 位点
1	2003	7 个高加索家族中的非综合征性家族性斜视	连锁分析	在常染色体隐性遗传（AR）模型下，一个家族的染色体 7p22.1 上的 *STBMS1* 位点
2	2003	在 21 个白化病和斜视的家族中筛查与白化病相关的基因	单链构象多态性分析	对 *TYRP1*、酪氨酸酶基因和 *P* 基因进行了筛查，但未找到候选基因
3	2009	以常染色体隐性遗传和内斜视模型为基础，在 55 个日本家族中进行 *STBMS1* 的全基因组筛查	连锁分析	在日本人群中确定了位于染色体 4q28.3（AD）和 7q31.2（AR）上的新易感位点
4	2009	亲代起源基因组印记研究	连锁分析，基因组印记研究	在 12q24.32 发现了新的易感位点，几乎完全母源印记；在 7q31.2 可能存在印记
5	2009	对 12 个来自高加索人种的英国家族进行了 *STBMS1* 的筛查	连锁分析	在一个符合常染色体显性（AD）遗传模式的家族中，发现 *STBMS1* 位点位于染色体 7p22.1
6	2013	在 3 个伊朗近亲 AR 家族中，出现的伴有斜视的家族性智力障碍（ID）	连锁分析，全外显子组测序	在这些家族中，发现位于染色体 19p13.3 上的 *ADAT3* 基因与智力障碍（ID）有关，但未发现与斜视的特定关联
7	2017	对一个有 2 个患有外斜视的子女和 2 个未患病的父母的两代中国家族进行了全外显子组测序（WES）	全外显子组测序（WES），并进行变异检测和筛选	全外显子组测序揭示了 *AHI* 基因（6q23.3）和 *NEB* 基因（2q23.3）中的可能致病变异
8	2017	在 58 个原发性共同性斜视家族中的 108 名患者和 96 名未患病人群中，对来自日本和美国数据库中 4q28.3 和 7q31.2 区域的 24 个 rsSNP 和 233 个 rsSNP 进行筛查	连锁分析，传递不平衡检验	推测在 *MGST2*（4q28.3）和 *WNT2*（7q31.2）的变异与日本人群的共同性斜视相关
9	2018	对 1174 名发现队列和 856 名复制队列的高加索人进行全基因组关联研究（GWAS），以研究原发性内斜视	GWAS	在 21 号染色体的 2 个 SNP（rs2244352 和 rs912759）被认为与非调节性和调节性内斜视显著相关

第三节　综合征性共同性斜视的遗传学

因影响脑干眼球运动神经元正常发育和连接的必要基因发生突变，导致的先天性眼外肌纤维化（congenital fibrosis of extraocular muscles，CFEOM；1、2 和 3 型）、Mobius 综合征、Duane 眼球后退综合征（Duane's Retraction syndrome，DRS）等复杂或特殊斜视目前被统称为先天性脑神经异常支配性疾病（congenital cranial dysinnervation disorders，CCDD）。与这些斜视形式相关的突变包括 KIF21A、RYR1、PHOX2A、ROBO3、CHN1、SALL4、TUBB3、HOXA1 受体等，通常都有明确的遗传模式（Engle，2006）。这些复杂的眼球运动障碍疾病包括：①先天性眼外肌纤维化（CFEOM 1、2 和 3 型）；②Duane 眼球后退综合征（DRS）；③Mobius 综合征；④单眼上转障碍（monocular elevation deficiency，MED）；⑤ HOXA1 谱系疾病；⑥水平注视麻痹伴进行性脊柱侧弯（horizontal gaze palsy and progressive scoliosis，HGPPS）；⑦遗传性先天性上睑下垂；⑧遗传性先天性面神经麻痹。表 3-2 提供了关于这些复杂斜视的遗传基础和临床相关的文献综述。

表 3-2　关于先天性脑神经异常支配性疾病（CCDD）的遗传基础和临床特征的说明

综合征	遗传模式	基因（染色体）；基因研究方法	临床特征 + 地理分布
先天性眼外肌纤维化（CFEOM）			
CFEOM 1	AD	*KIF21A*（12q12）；连锁分析	双侧对称水平眼肌麻痹伴眼睑下垂；注视全球范围内罕见 *
	AD	*RYR1*（19q13.2）；纯合子定位和目标外显子组测序	眼肌麻痹、面肌无力和恶性高热；全球范围内罕见分布 *
CFEOM 2	AR	*PHOX2A*（11q13.4）；连锁分析	双侧对称水平注视眼肌麻痹伴眼睑下垂；极其罕见，在一个伊朗大家族中有报道 *
CFEOM 3	AD，散发	*TUBB3*（16q24.3）；连锁分析	可变的眼睑下垂伴眼肌麻痹，可能是单侧的，特征各异；相对常见，但可能是因为纳入标准较为宽松，全球范围内分布 *
Duane 眼球后退综合征（DRS）			
家族性 / 散发性 DRS	AD，散发	*CHN1*（2q31.1）、*DURS2* loci（8q13）；连锁分析	双侧 DRS 伴垂直运动异常和明显的上射 / 下射；全球范围内分布 #
	AD，散发	*MAFB* 转录因子（20q12）；连锁分析	双侧 DRS 伴感音神经性耳聋；全球范围内分布 #

续表

综合征	遗传模式	基因（染色体）；基因研究方法	临床特征＋地理分布
	AD，散发	SALL4（20q13.2）；连锁分析	极大可能是双侧也可能出现单侧 DRS，伴感音神经性耳聋和放射状尺骨综合征（Okihiro 综合征）。除了 DRS 外，还包括上肢异常和肾脏异常；非常罕见的家族疾病，全球范围内仅有很少的家族报道 #
汤斯 - 布罗克斯（Townes-Brock）综合征	AD	SALL1（16q12.1）；连锁分析	先天性肛门闭锁伴感音神经性耳聋和拇指异常；可能伴有双侧 DRS；罕见但全球有报道 #
Bosley-Salih-Alorainy 综合征	AR	HOXA1（7p15.2）；连锁分析	DRS 伴感音神经性耳聋、心脏畸形和自闭症；罕见但全球分布 #
水平注视麻痹（HGP）			
HGP 伴进行性脊柱侧弯（HGPPS）	AR	ROBO3（11q24.2）；连锁分析	水平注视受限伴进行性脊柱侧弯；罕见但全球分布 ^
Athabaskan 脑发育异常	AR	HOXA1（7p15.2）；连锁分析	水平注视麻痹伴感音神经性耳聋和面部无力；罕见但全球分布 ^
HOXB1 谱系疾病	AR	HOXB1（17q21.32）；连锁分析；Sanger 测序	内斜视、面部无力和感音神经性耳聋；极其罕见，全球分布 ^
Mobius 综合征	AD，散发	未发现明确的变异体	眼肌麻痹伴面部无力；罕见但全球分布 ^
遗传性先天性面瘫（以前被称为 Mobius 综合征 2）	AD	HCFP1（3q21.2-22.1）、HCFP2（10q21.3-q22.1）；HCFP3（HOXB1）基因片段 (17q21.32 上)；连锁分析	与 HOXB1 综合征和 Mobius 综合征不同，尽管具有两者的部分重叠特征
单眼上转障碍（MED）	AD，散发	未发现明确的变异体，但在一项研究中发现了 TUBB3 基因变异	垂直肌肉功能障碍，尤其向上注视；常见，全球分布 *
先天性上睑下垂	散发	未发现明确的变异体；在一项涉及 DRS 和协同性散开的研究中发现了 COL25A1（4q25）	可能与垂直肌肉功能障碍相关，尤其向上注视（MED）；常见，全球分布 *#

注：该表基于广泛的文献调研，其中在表中标注了以下参考文献：*Venkatesh et al. 2002; Yamada et al. 2003, 2004, 2005; Yazdani et al. 2003; Traboulsi et al. 2004; Shimizu et al. 2005; Khan et al. 2008; Shaaban et al. 2013; Khan and Al-Mesfer 2015; Shinwari et al. 2015; Whitman et al. 2016; Chen et al. 2017; Thomas et al. 2020; #Borozdin et al. 2004; Botzenhart et al. 2005; Bosley et al. 2007; Engle et al. 2007; Miyake et al. 2011; Park et al. 2016; ^Bosley et al. 2005; Michielse et al. 2006; Abu-Amero et al. 2013; MacKinnon et al. 2014

AD：常染色体显性遗传；AR：常染色体隐性遗传

第四节　不一致性家族性斜视

虽然家族性斜视往往保持世代表型的相对一致性，甚至同一代中多个病例也是如此，但也确实存在不一致性斜视表型的情况（Maconachie 等，2013）。这些家族提供了原型，用于确定斜视是由于相似基因型的不同临床异质性产生的，还是由于家族基因异质性导致临床异质性产生的。在一大型同系的沙特阿拉伯家族中进行的连锁分析显示，该家族成员表现出不同表型的儿童斜视（婴幼儿性内斜视伴有集合过度、内斜视伴屈光参差性弱视、单眼内斜视 DRS 和单眼上转障碍），同时还有未受影响的兄弟姐妹和父母。该研究确定了受影响群体中一个位于染色体 16p13.12-p12.3 位置的单一疾病位点（Ensembl 细胞遗传学带）。这项分析表明，同一代中的"原发性"和"复杂性"儿童斜视可能都是隐性遗传，并且不同的表型可能共享相同的基因型（Khan 等，2011）。类似地，对另一大型同系的沙特阿拉伯家族进行连锁分析，该家族包括 3 个患有非综合征性婴幼儿性内斜视患者，一个患有内斜视伴 DRS 的儿童，以及未受影响的父母和其他 6 个未受影响的兄弟姐妹。分析结果显示在染色体 3p26.3-26.2 和 6q24.2-25.1 的区域发现了疾病易感位点。这些研究强调，非综合征性婴幼儿性内斜视或不同类型的 PCS 可能"共享"导致 DRS 的等位基因（Khan 等，2011）。在中国一项研究中，通过表面增强激光解吸电离飞行时间质谱（surface-enhanced laser desorption and ionization time-of-flight mass spectrometry，SELDI-TOF-MS）技术，对具有婴幼儿性内斜视表型不一致的单卵双生子和正常儿童进行蛋白质组分析，试图识别出与斜视相关的蛋白质。这项技术用于检测一对具有不一致内斜视表型的单卵双生子中蛋白质表达的变化。对照组包括非双胞胎内斜视病例和非相关的正视眼病例。这项研究观察到，在具有婴幼儿性内斜视表型不一致的单卵双生子中存在 4 种不同表达的蛋白质，而在正视眼的儿童中没有观察到这种变化。作者认为内斜视队列中这些蛋白质的存在可能是该疾病发生的潜在原因（Liu 等，2011）。

第五节　结　论

对许多已知的综合征性和非综合征性疾病进行遗传分析的更新，增加了人们对疾病的认识。斜视，是眼球偏斜，是一种相对常见的儿童疾病，全球范围内 3%~5% 的人群发病，尽管地区分布可能有所不同（Engle 等，2007；Ye 等，2014）。随着新一代测序技术的出现，一种强大的探索遗传学的工具已然加入到斜视遗传基础有关的诊断工具中来。

致谢：Zia Chaudhuri、Sourav Ganguly 和 Pinaki Ranjan Debnath 感谢印度政府生物技术部（DBT）的资助，编号：BT/PR27223/MED/12809/2017。衷心感谢 Pooja Sablaniya 编辑。

参考文献

1. Abu-Amero, Khaled K., Altaf A. Kondkar, et al. (2013). Partial chromosome 7 duplication with a phenotype mimicking the HOXA1 spectrum disorder. Ophthalmic Genet 34(1-2): 90-96.

2. Alazami, Anas M., Hadia Hijazi, et al. (2013). Mutation in ADAT3, encoding adenosine deaminase acting on transfer RNA, causes intellectual disability and strabismus. J Med Genet 50: 425-430.

3. Badano, Jose L. and Elias Nicholas Katsanis. (2002). Beyond Mendel: an evolving view of human genetic disease transmission. Nat Rev Genet3(10): 779-789.

4. Bodmer, Walter (2007). The human genome sequence and the analysis of multifactorial traits. In: Bock, G.,Collins, G., eds. CIBA Foundation Symposium: Molecular approaches to human polygenic disease. WileyOnline Library, 215-228.

5. Borozdin, Wiktor, Margaret J. Wright, et al. (2004). Novel mutations in the gene SALL4 provide further evidence for acro-renal-ocular and Okihiro syndromes being allelic entities and extend the phenotypic spectrum. J Med Genetics 41: e102-107.

6. Bosley, Thomas M., Mustafa A.M. Salih, et al. (2007). Clinical characterization of the HOXA1 syndrome BSAS variant. Neurology 69(12): 1245-1253.

7. Bosley, Thomas M., Mustafa A.M. Salih, et al. (2005). Neurologic features of horizontal gaze palsy and progressive scoliosis with mutations in ROBO3. Neurology 64(7):1196-1203.

8. Botzenhart, Elke M, Andrew Green, et al. (2005). SALL1 mutation analysis in Townes-Brocks syndrome: twelve novel mutations and expansion of the phenotype.Hum Mutat 26(3): 282.

9. Burdon, Kathryn P., Robin M. Wilkinson, et al. (2003). Investigation of albinism genes in congenital esotropia.Mol Vis 16(9): 710-714.

10. Chaudhuri, Zia and Birgit Lorenz. (2017). Genetics of pediatric eye diseases and strabismus in Asia. In: Prakash, G, Iwata, T, eds. Advances in Vision Research. Volume I, Springer Verlag, Tokyo, Chapter 26, 375-390.

11. Chaudhuri, Zia, Jibin John, et al. (2017). Pedigree analysis of familial primary concomitant horizontal strabismus in northern India. Strabismus 25(4): 200-213.

12. Chaudhuri, Zia, Sourav Ganguly, et al. (2020). Genetics of Ophthalmic Diseases. In: Chaudhuri, Z., Vanathi,M., eds. Postgraduate Ophthalmology, Edition 2, Jaypee Brothers Medical Publishers, New Delhi, London, Chapter 2.1, 101-124.

13. Chen, Huiqiong, Tangbing Liu, et al. (2017). Clinical characteristics of a KIF21A mutation in a Chinese family with congenital fibrosis of the extraocular muscles type 1.Medicine (Baltimore), 96 (38), e8068.

14. Engle, Elizabeth C. (2006). The genetic basis of complex strabismus.Pediatric Research 59(3): 343-348.

15. Engle, Elizabeth C. (2007). Genetic basis of congenital strabismus. Arch Ophthalmol 125: 189-195.

16. Engle, Elizabeth C., Caroline Andrews, et al. (2007). Two pedigrees segregating Duane's retraction syndrome as a dominant trait map to the DURS2 genetic locus. IOVS 48(1): 189-193.

17. Goodman, Denise M., Cassio Lynm, et al. (2013).Genomic Medicine (JAMA patient page). JAMA 309(14): 1544.

18. Khan, Arif O. and Saleh Al-Mesfer (2015). Recessive COL25A1 mutations cause isolated congenital ptosis or exotropic Duane syndrome with synergistic divergence. J AAPOS 19(5): 463-465.

19. Khan, Arif O., Dania S. Khalil, et al. (2008). Congential fibrosis of the extraocular muscles type I (CFEOM1) on the Arabian Peninsula. Ophthalmic Genet 29(1): 25-28.

20. Khan, Arif O., Jameela Shinwari, et al. (2011). Infantile esotropia could be oligogenic and allelic with Duane retraction syndrome. Mol Vis 17:1997-2002.

21. Khan, Arif O., Jameela Shinwari, et al. (2011). Potential linkage of different phenotypic forms of childhood strabismus to a recessive susceptibilitylocus (16p13.12-p12.3). Mol Vis 17: 971-976.

22. Liu, Guixiang, Haiqing Bai, et al. (2011).Differential expression of proteins in monozygotic twins with discordance of infantile esotropic phenotypes. Mol Vis 17: 1618-1623.

23. MacKinnon, Sarah, Darren T. Oystreck, et al. (2014). Diagnostic distinctions and genetic analysis of patients diagnosed with Moebius syndrome.Ophthalmology 121(7):1461–1468.

24. Maconachie, Gail D.E., Irene Gottlob, et al. (2013). Risk factors and genetics in common comitant strabismus: A systematic review of the literature. JAMA Ophthalmol 131(9): 1179-1186.

25. Michielse, Caroline B., Meena Bhat, et al. (2006). Refinement of the locus for hereditary congenital facial palsy on chromosome 3q21 in two unrelated families and screening of positional candidate genes. Eu J Hum Genetics14: 1306-1312.

26. Miyake, Noriko, Joseph L. Demer, et al. (2011). Expansion of the CHN1 strabismus phenotype. IOVS52(9): 6321-6328.

27. Parikh, Vaishali, Yin Yao Shugart, et al. (2003). A strabismus susceptibility locus of chromosome

7p. PNAS 100(21): 12283-12288.

28. Park, Jong G., Max A. Tischfield, et al. (2016). Loss of MAFB Function in Humans and Mice Causes Duane Syndrome, Aberrant Extraocular Muscle Innervation, and Inner-Ear Defects. Am J Med Genetics 98: 1220-1227.

29. Rice, Aline, Jeremie Nsengimana, Ian G. Simmons, et al. (2009). Replication of the recessive STBMS1 locus but with dominant inheritance. IOVS 50 (7): 3210-3217.

30. Robinson, Jon F. and Elias Nicholas Katsanis. (2010). Oligogenic Disease.In: Speicher, M., Motulsky, A.,Antonarakis, S., eds. Vogel and Motulsky's Human Genetics. Springer, Berlin-Heidelberg, Chapter 7,243-262.

31. Shaaban, Sherin, Leigh Ramos-Platt, et al. (2013). RYR1 mutations as a cause of ophthalmoplegia, facial weakness, and malignant hyperthermia. JAMA Ophthalmol 131(12):1532-1540.

32. Shaaban, Sherin, Sarah MacKinnon, et al. (2018). Genome-Wide Association Study Identifies a Susceptibility Locus for Comitant Esotropia and Suggests a Parent-ofOrigin Effect. IOVS 59(10): 4054-4064.

33. Shaaban, Sherin, Toshihiko Matsuo, et al. (2009). Chromosomes 4q28.3 and 7q31.2 as new susceptibilit loci for comitant strabismus. IOVS 50(2): 654-661.

34. Shaaban, Sherin, Toshihiko Matsuo, et al. (2009). Investigation of parent-of-origin effect in comitant strabismus using MOD score analysis. Mol Vis 15: 1351-1358.

35. Shimizu, Satoko, Akira Okinaga, et al. (2005). Recurrent mutation of the KIF21A gene in Japanese patients with congenital fibrosis of the extraocular muscles. Jpn J Ophthalmol, 49 (6), 443-447.

36. Shinwari, Jameela M.A, Arif O. Khan, et al. (2015). Recessive mutations in COL25A1 are a cause of congenital cranial dysinnervation disorder. Am J Hum Genet96(1): 147-152.

37. Thomas, Mervyn G., Gail D.E. Maconachie, et al. (2020). Congenital monocular elevation deficiency associated with a novel TUBB3 gene variant. Br J Ophthalmol 104:547–550.

38. Traboulsi, Elias I. and Elizabeth C. Engle. (2004). Mutations in KIF21A are responsible for CFEOM1 worldwide. Ophthalmic Genet 25(4): 237-239.

39. Venkatesh, Conjeevaram Prabhakaran, Vinay S. Pillai, et al. (2002). Clinical phenotype and linkage analysis of the congenital fibrosis of the extraocular muscles in an Indian family. Mol Vis 8: 294-297.

40. Whitman, Mary C., Caroline Andrews, et al. (2016). Two Unique TUBB3 Mutations Cause Both CFEOM3 and Malformations of Cortical Development. Am J Med Genet 170(2): 297–305.

41. Yamada, Koki, Caroline Andrews, et al. (2003). Heterozygous mutations of the kinesin KIF21A in congenital fibrosis of the extraocular muscles type 1 (CFEOM1). Nat Genet 35(4), 318-321.

42. Yamada, Koki, David G. Hunter, et al. (2005). A novel KIF21A mutation in a patient with congenital fibrosis of the extraocular muscles and Marcus Gunn jaw-winking phenomenon.Arch

Ophthalmol 123 (9): 1254-1259.

43. Yamada, Koki, Wai-Man Chan, et al. (2004). Identification of KIF21A mutations as a rare cause of congenital fibrosis of the extraocular muscles type 3 (CFEOM3). IOVS45 (7): 2218-2223.

44. Yazdani, Ahmad, Daniel C. Chung, et al. (2003). A novel PHOX2A/ARIX mutation in an Iranian family with congenital fibrosis of extraocular muscles type2 (CFEOM2). Am J Ophthalmol 136 (5): 861-865.

45. Ye, Xin C., Victor Pegado, et al. (2014). Strabismus genetics across a spectrum of eye misalignment disorders. Clin Genet 86: 103–111.

46. Zhang, Jingjing and Toshihiko Matsuo. (2017). MGST2 and WNT2 are candidate genes for comitant strabismus susceptibility in Japanese patients. Peer J 5: e3935.

第四章　光学相干断层扫描血管造影在斜视和弱视中的应用

Birsen Gökyiğit　著

周薇薇　译

邓宏伟　钟华红　校

　　摘　要: 光学相干断层扫描血管造影（OCTA）是光学相干断层扫描（OCT）的功能扩展。可以用来观察眼内每一层的血管结构。本章的目的是解释如何使用该设备获得视网膜浅层毛细血管丛、深层毛细血管丛、中心凹无血管区和脉络膜血流图像，并对弱视和斜视应用 OCTA 的研究进行了综述，以拓宽这一领域的认知。

　　关键词: 光学相干断层扫描（OCT）；光学相干断层扫描血管造影（OCTA）；斜视；弱视

第一节　引　言

　　传统上认为，通过透明的角膜不需要使用任何先进技术就可观察到眼球内部结构。检眼镜可以观察活体眼内血管结构，并可观察记录各个阶段视网膜组织的所有异常变化。影像学在眼科检查中一直有着至关重要的作用。

　　除检眼镜检查外，早期发现的任何微小的视网膜和葡萄膜血管结构的病理变化都可辅助诊断和治疗许多疾病。用于这种辅助诊断和治疗的成像技术包括眼底照相、眼底荧光素血管造影（fundus fluorescein angiography，FFA）、吲哚菁绿血管造影（indocyanine green angiography，ICGA）、多普勒超声检查和眼底荧光成像（fundus fluorescence imaging，FFI）。这些检查可以协同或单独使用，具体取决于疾病诊断的适应证和要求。这些检查方法中，FFA 和 ICGA 是侵入性的，并且有发生过敏反应的风险。这些成像技术无法在短时间内对双眼进行成像检查，且其中一些检查需要散大瞳孔。

　　OCT 检查对所有年龄段都是无创、快捷，并且可同时获得双眼图像（Huang 等，

1991）。OCTA 检查是基于 OCT 相同原理的一种改进，可以对眼内各个层次的血管结构进行精细的细节观察。

虽然眼底成像系统主要用于诊断视网膜和葡萄膜疾病，但它们也被广泛应用于青光眼和神经眼科的辅助诊断中。然而，在斜视和弱视的研究中，这些技术应用比较受限。我们相信，这项技术在眼科亚专科领域将会得到更广泛的应用，特别是在观察记录斜视手术后的变化中。

随着时间的推移，OCT 方法不断改进，出现了相位敏感 OCT（Schwartz 等，2014）、偏振敏感 OCT（Pircher 等，2011）、光谱 OCT（Kim 等，2015）和 OCT 血管造影（Ferrara、Waheed 和 Duker，2016）等不同模式。

本章描述了 OCTA 技术最新进展，该技术能够以非侵入性方式详细检查视网膜血管系统，特别是在斜视和弱视领域的应用。

OCTA 是一项新技术，可提供眼内功能血管的可视化图像。OCTA 的原理是利用运动粒子，如红细胞（red blood cell，RBC）引起的 OCT 信号变化作为血流成像的对比机制（Zhang 等，2015）。为了理解这个概念，需要想象两个相关联的 OCT 信号，一个来自静态结构组织偏折的信号，另一个来自血管中运动的 RBC 的偏折信号。来自静态结构组织的信号保持不变，而血液的流动信号由于 RBC 的持续运动而随时间变化。为了区分移动粒子和静态结构组织，需要在同一位置进行重复扫描。由于运动粒子在连续扫描中引起的 OCT 信号随时间变化，故产生了血管显像的对比度，使微血管结构显影。值得注意的是，任何移动粒子都可能产生运动对比信号；而视网膜组织中的主要运动来自 RBC。

已经证实，OCTA 能无创可视化活体内微血管流动并显示与疾病进展相关的病理变化。颜色编码和体积渲染是可视化 3D OCT 和 OCTA 数据的常用方法。在 OCTA 中，三维（3-Dimensional，3D）数据通常被投影为每个组织层的正面图像，并用不同的颜色编码。

第二节　分段组织层正面的可视化成像

虽然 OCT 最初主要为一种横断面成像方式，但 OCTA 从一开始就被临床用作正面的成像方式。这是初步通过建立正面的方法实现的。OCTA 利用了早期对解剖参考平面如内界膜（inner limiting membrane，ILM）和布鲁赫膜（Bruch's membrane，BM）进行自动分割。

然后基于这些参考平面来定义合适的组织层或"板"。这些组织层面的正面成像表现为可产生如 FFA 或 ICGA 样的血管造影图像。该技术尽管已做出重要改进，但有时仍需要专家的手动校正，而使用辅助或减少手动操作校正体积数据所需工作量的软件是有帮助的。

OCTA 在理解正常人体血管解剖和生理方面非常有用，改善了 FFA 的侵入性及后期组织中产生的固定伪影。OCT 可帮助我们了解人类视网膜厚度的正常变化，而 OCTA 则帮助我们分辨视网膜血管解剖的正常变化。

总体而言，基于 OCTA 的毛细血管密度和形态评估与基于组织学的研究非常相似，同时也提供了丰富的新信息。用几种不同的 OCTA 设备和方法已经证明，视网膜毛细血管密度的测量范围为 30%~60%。OCTA 评估黄斑中心凹无血管区（foveal avascular zone，FAZ）与黄斑中心凹形态相关性的新研究成为可能。

值得注意的是，FAZ 是内层视网膜所有毛细血管层解剖融合的结果。因此，任何对中心凹和中心凹周围毛细血管的分割在很大程度上可能是当前分割算法的伪影，这些算法在设计时并未考虑到详细的中心凹解剖结构。众所周知，屈光不正和光学像差对 OCT 测量是有影响的，类似的像差可能会影响 OCTA 测量。通过分形分析测量的视网膜血管密度分析与眼轴长度（axial lengths，AL）和屈光不正呈负相关。血流速度与 AL 或屈光度之间没有相关性。血管密度和血流速度之间也没有相关性（Gao 等，2016）。

OCTA 图像分析的关键变量之一是对各层进行分割并将预定义的视网膜层分配为视网膜"浅层"和"深层"。设备中的分割程序并未标准化。分割程序的标准化将显著改善 OCTA 的临床应用（Kashani 等，2017）。

一种影像系统提示，浅表面血管丛（浅丛）位于内界膜（ILM）和内丛状层（inner plexiform layer，IPL）后缘之间。深丛是指位于 IPL 后缘和外丛状层（outer plexiform layer，OPL）后缘之间的毛细血管。同样，脉络膜是指一层位于视网膜色素上皮正后方，厚度为 30 μm 的毛细血管层（Agemy 等，2015）。另一种影像设备的显像系统定义了视网膜 3 个层面，分别对应浅层、深层和无血管视网膜层。浅层包括了 60% 的视网膜厚度，从内界膜到视网膜色素上皮（retinal pigment epithelium，RPE）层上方 110 μm。该交界处大约位于 IPL 的前周边。剩余的 40% 组成了视网膜深层，组织结构大约为 IPL 后边界到视神经层（optic nerve layer，ONL）的前边界。无血管层从 RPE 层上方 110 μm 延伸至外界膜（Kim 等，2016）。虽然目前还没有系统的研究比较不同的影像学分割策略，但当视网膜解剖结构正常时，上述这 2 种影像学分割方案（及其他方案）之间的差异并不显著。然而，当存在黄斑水肿或内层视网膜萎缩的异常病例时，这 2 种影像分割策略就会出现显著差异。因此，在临床诊断评估研究中应该提及所使用的 OCT 设备。目前有多家公司生产商业化的 OCTA 设备。这些公司名称和设备工作系统如表 4-1 所示。

表 4-1　市售 OCTA 设备 *

公司	商品名称	使用的影像学分割算法	OCTA 方法
光视公司（Optovue，Inc.）	AngioVue™	分裂频谱振幅去相关血管造影（SSADA）	强度去相关
蔡司公司（Zeiss）	AngioPlex™	复杂光学显微血管造影（OMAG-C）	组合强度和相位方差
拓普康公司（Topcon Corp）	SS-OCT Angio™	OCTA 比率分析（OCTARA）	强度比分析
海德堡公司（Heidelberg Engineering）	SPECTRALIS® OCT 血管造影	—	强度去相关
尼德克公司（NIDEK CO.，LTD）	AngioScan	—	组合强度和相位去相关

注：* 作者与本章提到的任何程序或产品没有商业利益

　　为了对 OCTA 图像评估做出正确的诊断，我们可能需要对正常图像有一个了解。图 4-1 描绘了无眼部及全身系统疾病的正常人的 OCTA 图像。

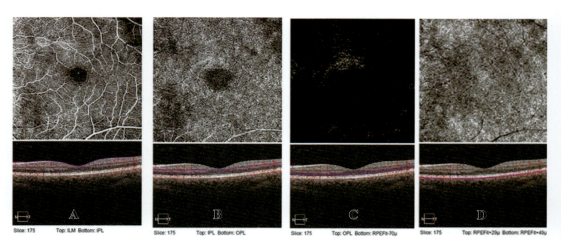

图 4-1　正常 OCTA 图像

A. 浅表毛细血管灌注（superficial capillary perfusion，SCP）；B. 深层毛细血管灌注（deep capillary perfusion，DCP）；C. 黄斑中心凹无血管区（FAZ）；D. 图为脉络膜毛细血管层（choriocapillaris，CC）

OCTA 检查已用于诸多视网膜和葡萄膜相关疾病的诊断，目前针对弱视和斜视的 OCTA 研究报道有限。然而，越来越多的研究阐述了 OCTA 在弱视和斜视中的用途。

2016 年，Guo 等首次开展了与弱视相关的 OCTA 检查的临床研究。在这项研究中，通过使用分离谱振幅去相关血管成像（split spectrum amplitude decorrelation angiography，SSADA）OCT，对 3 mm×3 mm 区域进行浅层和深层视网膜和脉络膜毛细血管网结构检查，患者的另一眼（所有层次均正常）做对照。该研究检测到弱视眼中脉络膜血管网结构模糊，并且在 68% 的弱视眼中检测到深色萎缩区域结构。

Yilmaz 等于 2017 年用 OCTA 研究了单纯斜视性弱视患者，测量了其浅层毛细血管灌注（SCP）、深层毛细血管灌注（DCP）和 FAZ，排除了任何大于 1D 的球形或圆柱形屈光不正。在横断面研究中，有 15 例 5~14 岁的弱视患者和 15 例年龄匹配的对照者。他们研究了这 30 例受试者的 45 只眼中 SCP、DCP 和 FAZ 血管密度的定量分析。其中，包括 15 例弱视儿童的弱视眼，将这些测量结果与弱视患者的对侧眼和年龄相匹配的正常对照组进行了比较。使用了 SSADA 算法的 OCTA 设备，并评估了 6 mm×6 mm 黄斑区扫描结果。结论是，斜视性弱视眼的 SCP 和 DCP 密度低于对侧眼和正常对照组。

Pujari 等在 2019 年使用 OCTA 评估了斜视性弱视患眼中四个象限浅层视网膜血管系统的黄斑毛细血管丛密度。研究对象为 10 例（20 眼）斜视性弱视患者，平均年龄（16.0±4.5）岁。本研究并未评估深层视网膜血管丛密度。结果表明，斜视性弱视眼的黄斑中心 4.5 mm×4.5 mm 区域内的浅层视网膜血管丛密度与正常眼相似。

在 Sobral 等于 2018 年进行的一项研究中，纳入了 26 例单侧混合性弱视患者和 26 名正常对照者（年龄均在 18 岁以下），对黄斑和视盘的微结构及血管分布进行了比较。使用的是 OCTA，扫描尺寸为 3 mm×3 mm，分别测定 SCP、DCP 和 FAZ 面积，以及黄斑中心凹厚度、黄斑血管密度和血流面积、视盘血管流动面积和密度、视盘周围视网膜神经纤维层（retinal nerve fibre layer，RNFL）和神经节细胞复合体（ganglion cell complex，GCC）厚度。研究显示，与对侧眼和随机选择的正常对照组相比，弱视眼的测量参数显著降低。因此，弱视儿童不仅有眼底血管微观结构发生改变，而且黄斑和视盘的 OCTA 检查参数也受到影响。

2017 年，Lonngi 等使用 OCTA 评估了 63 眼年龄在 18 岁以下患有单侧和（或）双侧弱视患者的弱视眼视网膜和微血管特征。另外选取 59 名正常儿童中的 50 眼作为正常对照。弱视被定义为一眼或双眼最佳矫正视力（best corrected visual acuity，BCVA）在

20/40~20/200 之间，且无任何器质性眼病导致的视力下降。应用 OCTA 对黄斑区进行 3 mm×3 mm 和 6 mm×6 mm 扫描及视神经进行 4.5 mm×4.5 mm 扫描。结果显示，弱视患者黄斑部视网膜浅层和深层毛细血管密度低于正常，但两组之间黄斑中心凹厚度和 FAZ 差异无统计学意义。

2019 年，Chen 等报道了 85 例 5~12 岁混合性弱视患者（其中包括单眼屈光参差性弱视 52 例，单眼斜视性弱视 16 例，双眼弱视 17 例）和 66 例年龄匹配的正常对照组。本研究中弱视选择标准为年龄 5~12 岁，双眼间视力差异 ≥ 2 行或两眼的 BCVA < 20/30。应用血管性视网膜扫描（3 mm×3 mm 区域）、交叉线模块扫描和黄斑 OCTA 扫描（3 mm×3 mm）。使用谱域系统获得的 OCTA 扫描图像显示，所有类型的弱视尤其是屈光参差性弱视眼内黄斑血管密度减少。此外，在这项研究中发现，视网膜小血管密度与黄斑内层视网膜厚度相关，但无法确定出现这种视网膜变化的原因。

Araki 等在 2019 年研究了 15 例年龄为 6~17 岁的单侧混合性弱视患者，使用 OCTA 在校正图像放大误差后测量黄斑中心凹 FAZ 和黄斑血管密度。这组患者的弱视眼视力明显低于对侧眼，眼轴长度（AL）也明显短于对侧眼。应用的 OCTA 扫描方案是以中心凹为中心的 3 mm×3 mm 区域扫描。研究结果显示，在校正放大误差后，弱视眼与对侧眼相比，SCP 的 FAZ 区域较小，但是黄斑区血管密度差异无统计学意义。

Doğuizi 等在 2019 年用 OCTA 检查评估了单眼远视性屈光参差弱视患眼的视网膜微循环，以正常的非弱视眼为对照。该研究对弱视眼的屈光不正和 AL 进行了校正。在成像过程中，每眼的所有 OCTA 扫描都在以中心凹为中心的 6 mm×6 mm 区域。结果发现，相比对侧眼弱视眼黄斑中心凹无血管区周围 300 μm 范围内的黄斑血管密度值显著降低。此外，在弱视眼眼轴校正分析中发现，弱视眼浅层和深层视网膜毛细血管丛的某些区域的血管密度也相对较低。

在 2019 年 Demirayak 等的另一项研究中，对 6~16 岁儿童的弱视眼和年龄匹配正常对照组的 FAZ，以及 SCP 和 DCP 的整个旁中心凹和中心凹的血管密度进行了量化和比较。结果发现，弱视眼、正常对照眼和弱视患者健康眼之间的 FAZ、VD、SCP 和 DCP 值没有统计学上的显著差异。

Karabulut 等于 2019 年选取了 23 例年龄在 8~26 岁的混合性弱视患者，以及 22 名健康正常者作为对照组。对着两组的视网膜微血管进行研究，即对以黄斑为中心的 6 mm×6 mm 黄斑区域进行 OCTA 检查。观察视网膜浅丛及深血管丛血管密度、FAZ 面积、视网膜及脉络膜毛细血管血流区域及视网膜厚度。结果发现，除黄斑中心凹之外，所有象限的弱视眼的 SCP 和 DCP 中的血管密度均显著降低；弱视眼的平均黄斑中心凹明显厚于正常对照眼。

2019 年，Demirayak 等应用 OCTA 对 18 例成人弱视眼和 16 名年龄匹配（18~45 岁）的正视眼开展 FAZ、SCP 和 DCP 测量，并对整个旁中心凹和中心凹血管密度进行定量测量和分析比较。本研究中弱视定义标准为双眼之间 BCVA ≤ 20/30 或差异 ≥ 2 行，使用 SSADA 算法 OCTA 开展黄斑区 3 mm × 3 mm 和 6 mm × 6mm 扫描，发现弱视眼的 DCP 的血管密度均低于对侧眼和正常对照眼。

Borelli 等在 2018 年研究了儿童弱视眼中脉络膜血管密度的定量差异，此外还进行了视网膜厚度的测量。他们使用 3 mm × 3 mm 扫描模式来获取脉络膜血管密度的图像。对 16 例 17 岁以下混合性弱视患者的 20 眼和 25 名年龄匹配的健康对照组的 25 眼进行了研究。在校正了年龄和屈光度误差后，弱视组的平均脉络膜血管密度显著高于对照组。在校正了年龄和屈光度误差后，弱视眼的黄斑旁外侧厚度明显大于对照眼。作者提出，这可能是由于视网膜外层成熟度的改变。

斜视手术对眼血流动力学和视网膜血管的影响吸引了大量研究者的兴趣。通过 FFA、ICGA 和彩色多普勒成像对这些影响进行评估。有研究结果显示，斜视手术后没有明显的血流动力学变化，但另一些研究却提示有显著性变化。

2019 年，Inal 等利用 OCTA 研究了斜视手术后血流动力学变化。对 16 例斜视手术病例的 32 眼进行了评估。手术眼采用 6 mm × 6 mm 黄斑区扫描测量模式，并将对侧眼作为对照组，分别在术前和术后 3 个月进行测量。包括浅层和深部毛细血管丛的血管密度及浅层和深层黄斑中心凹区的血管密度。根据 OCTA 测量结果显示，斜视手术后，黄斑区域的血管密度可能会增加，FAZ 区域可能会减小。他们推测，手术眼的变化是由斜视手术的炎症反应引起的，而并非由全身麻醉引起。他们还推测血流增加也可能是一种代偿机制的结果，该机制可以保护前睫状动脉损伤后眼前节免受供血不足的影响。

斜视手术后的一个严重并发症是眼前节缺血（anterior segmental ischemia，ASI）。这尽管是一种罕见的并发症，但后果严重。眼前节缺血发生在斜视手术后前节血液供应中断。当直肌从巩膜剪断脱离时，直肌上的前睫状血管被截断，导致其支持的各个前节血管丛的血液供应减少。临床上，这种血流减少会导致与肌腱切断相对应的象限的虹膜血管充盈延迟或缺失，使用虹膜荧光素血管造影术和吲哚菁绿血管造影术（ICGA）可显示。Velez 等在 2018 年强调，OCTA 可用于评估斜视手术后患者是否存在眼前节缺血。在该研究中，使用光谱域 OCT 检查设备获取了虹膜 OCTA 图像。选择 3 mm×3 mm 和 6 mm×6 mm 扫描区域模式来完全捕获上侧、鼻侧、下侧和颞侧象限的虹膜血管系统。同时进行了一次完整的额叶 8 mm×8 mm 虹膜扫描。使用内部投影伪影软件减少运动伪影干扰。研究表明，OCTA 可确定患者是否有眼前节缺血的风险，对于保护患者免于发生斜视术后危及视力的这一并发症至关重要。

综上所述，斜视和弱视的 OCTA 检测迄今仅用于检测弱视眼的眼底解剖变化和探讨斜视手术对眼球前后段血供的影响的研究。OCTA 是一种有前景的技术，将来可用于研究眼外肌手术或斜视并发症对眼部血液供应的影响，是未来研究斜视手术中眼部血液供应的重要潜在工具。

<h1 style="text-align:center">第三节　结　论</h1>

所有上述的研究都来自文献研究并在本章中进行了汇总。提到的研究使用了不同设备和不同 OCTA 扫描模式，可能是导致不同研究者之间结果差异的原因。研究中普遍观察到，在测量中如未校正高度屈光不正和眼轴长度值的干扰，可能会影响最终结果。目前，该项技术是一种有前景的新型临床研究模式，可用于评估斜视和弱视患者的眼底结构和与血供相关的问题。

免责声明： 本章中提到的任何产品或程序无经济利益。

参考文献

1. Agemy, Steven A., Nicoe K. Scripsema, et al. (2015). Retinal vascular perfusion density mapping using optical coherence tomography angiography in normal and diabetic retinopathy patients. Retina 35(11):2353-2363.

2. Araki, Syunsuke, Atsushi Miki, et al. (2019). Foveal avascular zone and macularvessel density after correction for magnification error in unilateral amblyopia using optical coherence tomography angiography.BMC Ophthalmol 19(1):171.

3. Borrelli, Enrico, Marcela Lonngi, et al. (2018). Increased choriocapillaris vessel density in

amblyopia children: a case-control study. J AAPOS 22(5):366-370.

4. Chen, Wuhe, Joangtao Lou, et al. (2019). Retinal Microvasculature in Amblyopic Children and the Quantitative Relationship between Retinal Perfusion and Thickness. Invest Ophthalmol Vis Sci 60(4):1185-1191.

5. Demirayak, Bengi, Asli Vural, et al. (2019). Analysis of Macular Vessel Density and Foveal Avascular Zone Using Spectral-Domain Optical Coherence Tomography Angiography in Children with Amblyopia. J Pediatr Ophthalmol Strabismus 56(1):55-59.

6. Demirayak, Bengi, Asli Vural, et al. (2019).Analysis of Macular Vessel Density and Foveal Avascular Zone in Adults with Amblyopia. Curr Eye Res 2:1-5.

7. Doguizi, Sibel, Meltem Ozgul Yilmazoglu, et al. (2019). Quantitative analysis of retinal microcirculation in children with hyperopic anisometropic amblyopia:an optical coherence tomography angiography study. J AAPOS 23(4):201.e1-201.e5.

8. Ferrara, Daniela, Nadia K. Waheed, et al. (2016). Investigating the choriocapillaris and choroidal vasculature with new optical coherence Tomography technologies. Prog Retin Eye Res 52:130-155.

9. Gao, Simon S., Yali Jia, et al. (2016). Compensation for reflectance variation in vessel density quantification by optical coherence tomography angiography. Invest Ophthalmol Vis Sci 57:4485-4492.

10. Gao, Simon S., Yali Jia, et al. (2016). Optical Coherence Tomography Angiography. Invest Ophthalmol Vis Sci 57(9):OCT27-36.

11. Huang, David, Eric A. Swanson, et al. (1991). Optical coherence tomography. Science 254(5035):1178-1181.

12. Inal, Asli, Ihsan Yilmaz, et al. (2019). Optical Coherence Tomography Angiography: Are There Any Changes in Measurements After Strabismus Surgery? J Pediatr Ophthalmol Strabismus 56(2):95-100.

13. Karabulut, Mujdat, Sinemi Karabulut, et al. (2019). Microvascular changes in amblyopic eyes detected by optical coherence tomography angiography J AAPOS 23(3):155.e1-155.e4.

14. Kashani, Amir H., Chieh-Li Chen, et al. (2017). Optical Coherence Tomography Angiography: A Comprehensive Review of Current Methods and Clinical Applications.Prog Retin Eye Res 60: 66–100.

15. Kim, Alice Y., Zhongdi Chu, et al. (2016). Quantifying Microvascular Density and Morphology in Diabetic Retinopathy Using Spectral-Domain Optical Coherence Tomography Angiography. Invest Ophthalmol Vis Sci 57(9): OCT362-370.

16. Kim, Jina, William Brown, et al. (2015). Functional optical coherence tomography: principles and progress. Phys Med Biol 60(10):R211.

17. Lonngi, Marcela, Federico G. Velez, et al. 2017. Spectral-Domain Optical Coherence Tomographic Angiography in Children with Amblyopia. JAMA Ophthalmol 135(10):1086-1091.

18. Pircher, Michael, Christoph K. Hitzenberger, et al. (2011). Polarization sensitive optical coherence tomography in the human eye. Prog Retin Eye Res 30(6):431-451.

19. Pujari, Amar, Rohan Chawla, et al. (2019).Assessment of macular vascular plexus density using optical coherence tomography angiography in cases of strabismic amblyopia. Ind J Ophthalmol 67(4):520-521.

20. Schwartz, Daniel M., Jeff Fingler, et al. (2014). Phase-variance optical coherence tomography: a technique for noninvasive angiography. Ophthalmology 121(1):180-187.

21. Sobral Isa, Tiago M. Rodrigues, Mario Soares, et al. (2018). OCT angiography findings in children with amblyopia. J AAPOS 22(4):286-289.

22. Velez, Federico G., Juan Pablo Davila, et al. (2018). Association of Change in Iris Vessel Density in Optical Coherence Tomography Angiography with Anterior Segment Ischemia After Strabismus Surgery. JAMA Ophthalmol 136(9):1041-1045.

23. Yilmaz, Ihsan, Osman Bulut Ocak, et al. (2017). Comparison of quantitative measurement of foveal avascular zone and macular vessel density in eyes of children with amblyopia and healthy controls: an optical coherence tomography angiography study. J AAPOS 21(3):224-228.

24. Zhang, Anqi, Qinqin Zhang, et al. (2015).Methods and algorithms or optical coherence tomography-based angiography: a review and comparison. J Biomed Opt 20(10):100901.

第五章　斜视与近视

Varshini Shankar，Pratibha Kataria，Yashvant Singh，Zia Chaudhuri　著

邓宏伟　译

钟华红　何　靖　校

　　摘　要： 近视，通常视远模糊，视近清晰，是视力下降的主要原因，世界范围内其患病率呈迅速上升趋势。高度近视会增加眼部病理性变化的风险，包括白内障、青光眼、视网膜脱离、近视性黄斑变性和眼球运动异常。本章全面阐述了与近视相关的斜视类型、病因、人群患病率、临床特征、眼眶磁共振成像特征、诊断中的注意点及手术治疗的进展。

　　关键词： 斜视；近视；重眼综合征；外下斜复合征；松弛眼综合征；间歇性外斜视

第一节　引　言

　　近视从许多方面影响斜视的发生及发展。未矫正的高度近视会导致眼调节异常，从而导致斜视从隐斜发展到显斜。与高度近视相关的眼球形状改变可导致眼眶拥挤以及眼外肌（EOM）形态和功能的变化，由此引发眼球 - 附属器关系异常。可利用影像学成像方式来评估眼外肌解剖学变化及术后这些生理变化的改善情况。由于高度近视易出现并发症，且手术矫正效果不可预测，故手术矫正通常比较复杂。

第二节　人口统计学、病因和患病率

　　近视，通常为视远不清，为屈光不正的一种，即在眼调节放松时，平行于视轴进入眼的光线聚焦在视网膜前成像（Flitcroft 等，2019）。引起眼部屈光异常的主要因素是角膜的曲率、晶状体和眼轴。

　　近视可分为以下几类：①轴性近视——由于眼轴变长造成；②屈光性近视——由于

眼球 [如角膜和（或）晶状体] 的形态结构变化或位置变化所致。

近视可根据等效球镜分为：①低度近视（Low Myopia，LM） 等效球镜 ≥ 0.50 且 < —6.00D；②高度近视（High Myopia，HM） 等效球镜 ≥ —6.00 D；③病理性近视（pathological myopia，PM） 与近视相关的眼轴过度伸长会导致眼后段的结构变化（包括后巩膜葡萄肿、近视黄斑病变和高度近视相关的视神经病变），并可能导致最佳矫正视力（BCVA）的丧失。这些变化在屈光不正 > —5.00 D 且眼轴长度（AL）> 26 mm 的眼中更常见（Saw、Matsumura 和 Hoang，2019）。图 5-1 显示了 1 例双侧高度近视患者的高分辨率表面线圈眼眶磁共振成像（MRI）。眼球增长如"鸡蛋形"，视神经弯曲，眼外肌明显变细。

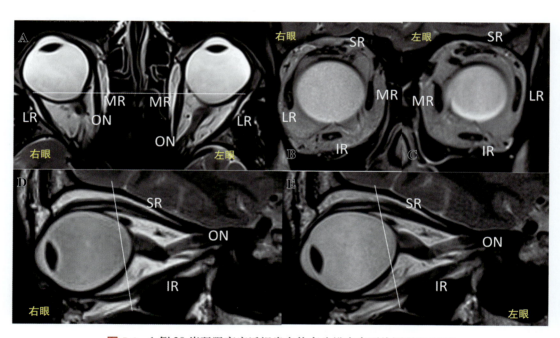

图 5-1 1 例 28 岁双眼高度近视患者的高分辨率表面线圈眼眶 MRI

A. 图示轴向扫描眼球前后径增长，形如"蛋形"；B、C. 双眼的纵向扫描，左眼提示外直肌 - 上直肌带（LR-SR）明显变薄；D、E. 双眼横向扫描，下直肌（IR）明显弯曲伴视神经扭曲。眼球后部明显伸长（照片提供：Zia Chaudhuri 医生）（LR：外直肌；SR：上直肌；IR：下直肌；MR：内直肌；ON：视神经）

大多数婴儿出生时为远视。眼球的生长发育与身体的生长发育相一致。随着眼球的发育，通常远视会逐渐缓解，至 5~8 岁时会变成正视眼。这种儿童眼球的屈光状态发展过程，即屈光度逐渐减小达到接近正视的过程称为正视化进程。正视化在多大程度上是由基因决定，以及在多大范围内受到早期视觉体验的影响，目前尚不明确（Fredrick，

2002）。基因遗传在近视发生中起作用的证据包括近视患病率在全球的地理变异性，而且遗传研究中也发现，当父母双方都患有近视时，近视的发生率会增加（Pan、Ramamurthy 和 Saw，2012）。父母中有一方近视，其儿童患近视的风险与父母没有近视的儿童相比高出 2~8 倍。近视父母也有可能造成对孩子过度强化教育、减少户外活动时间的环境状态，所有这些因素都被证明与近视的发生有关（Pan、Ramamurthy 和 Saw，2012）。有关双胎的研究也提供了有力的支持，单卵双胎屈光不正的发生率与双卵双胎相比有更强的一致相关性（Hammond 等，2001）。现今，年轻人的近视患病率远高于中老年人，表明在过去几十年中，在具有稳定基因库的人群中，环境因素导致了近视发病率增加（Saw、Matsumura 和 Hoang，2019）。主要的环境因素变化包括户外活动时间减少、近距离工作增加和电子设备的过度使用。

近距离工作和阅读与调节滞后有关，意味着视近调节能力不足，会产生光学模糊。调节滞后引起的远视离焦可能是促进眼球过度生长并诱导近视进行性发展的信号（Cooper 和 Tkatchenko，2018）。近视在 8~15 岁之间发展最快，通常在 18 岁时逐渐稳定。然而，研究发现，20~30 岁时近视可能会继续发展，尤其是持续从事近距离工作或计算机工作的人群（Fredrick，2002）。每天增加户外活动和光照时间可以预防近视发生。注视远端物体时，减少物体成像模糊且周边远视离焦可阻止眼轴的进一步增长（Saw、Matsumura 和 Hoang，2019）。

不同地区和种族的近视患病率差异很大。由于近视患病率上升，故而被称为一种流行病，在东亚的年轻人中尤为明显（Holden 等，2016）。预计近视和高度近视的患病率将从 2000 年占世界人口的 22.9% 和 2.7% 增加到 2050 年占世界人口的 49.8% 和 9.8%。亚太高收入地区的患病率将从 2000 年的 46.1% 增加到 2050 年的 66.4%，究其原因主要是由于青少年期的教育压力增加所致（Holden 等，2016）。

由于调查研究的地区和种族群体不同，斜视患病率也存在差异。据巴尔的摩儿科眼病研究结果（Baltimore Pediatric Eye Disease Study，BEPDS）提示（Friedman 等，2009），斜视儿童患病率变化较大，如新德里市为 0.53%（Murthy 等，2002），新加坡华裔儿童为 0.80%（Chia 等，2010），澳大利亚为 2.8%（Robaei 等，2006），高加索人为 3.3%，非洲裔美国儿童为 2.1%，中国学龄前儿童为 5.8%（Zhu 等，2015）。

东亚地区的多项研究表明，在评估斜视类型时，外斜视（XT）（占 72%）比内斜视（ET）（占 28%）更常见（Chia、Roy 和 Seenyen，2007）。事实上，患有水平性斜视的东亚儿童，

XT 与 ET 比值可能为 2.5 倍或更高（Chia、Roy 和 Seenyen，2007；Chia 等，2010）。对高加索人群的研究表明，与 XT（占 32.7%）相比，ET 的患病率更高（占 60.1%）（Robaei 等，2006；Mohney，2007）。与高加索人群相比，东亚人群中 XT 的患病率更高，推测与亚洲人群中近视患病率较高有关（Tang 等，2016）。有观察研究发现，即使在纳入高加索人群的研究中，由于远视率的下降，ET 与 XT 比率似乎随着时间的推移而下降（Chia、Roy 和 Seenyen，2007）。基于 7 项不同种族的大规模人口流行病学调查研究分析表明，所有类型的屈光不正（近视、远视、散光和屈光参差等）都是合并斜视的危险因素。近视与 XT 密切相关，与正视眼儿童相比，近视儿童患 XT 的风险增加了 5.23 倍（Tang 等，2016）。

高度近视的成年人可能会出现病理性近视变化，产生影响视力的并发症，包括脉络膜视网膜萎缩、视网膜色素上皮（RPE）萎缩、漆样裂纹、脉络膜新生血管形成（choroidal neovascularization，CNV）、近视黄斑裂孔、新定义的近视相关性青光眼及视神经病变等（Flitcroft 等，2019；Saw、Matsumura 和 Hoang，2019）。解剖学上，超长眼轴的眼球会出现明显的巩膜变薄，以至于局部出现葡萄肿的结构。这种巩膜变薄在后极部最明显，导致眼球前后径拉长而不是球形扩大（Jonas、Ohno-Matsui 和 Panda-Jonas，2019）。葡萄肿的形成或近视性黄斑病变的发生意味着从高度近视到病理性近视的过渡（Saw、Matsumura 和 Hoang，2019）。

与近视相关的斜视的发生可能缘于解剖学因素，包括眼球形状的改变、与眼眶壁接触引起的眼球旋转受限、巩膜硬度降低、结缔组织异常导致眼外肌（EOM）路径变化，以及由于感觉、机械、神经支配和调节因素导致的融合范围不足引起（von Noorden 和 Campos，2002）。

第三节　分　类

图 5-2 对文献报道中与近视相关的斜视进行了分类。

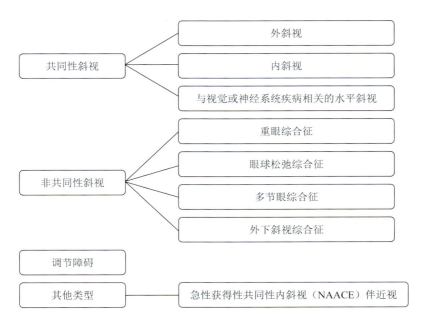

图 5-2　与近视相关的斜视的分类

第四节　近视相关斜视

综合上述分类表，本节将全面总结近视伴斜视的情况。

一、外斜视

间歇性外斜视（intermittent exotropia，IXT）的特征是外斜视间歇发生，随着时间推移，双眼保持协调一致的融合范围逐渐减少，是儿童期最常见的斜视类型。在美国，11 岁以下儿童发病率约为 1%（Govindan 等，2005）。然而，由于其在东亚人群中发病率占主导，可能是全球最普遍的斜视类型，约占外斜视的 92%（Chia，Roy 和 Seenyen，2007；Chougule 和 Kekunnaya，2019）。IXT 分类：①基本型　视远和视近外斜视角度相差在 10 PD 以内；②分开过强型　视远时外斜角度大于视近外斜角度 10 PD；③集合不足（convergence insufficiency，CI）型　视近外斜角度大于视远外斜角度 10 PD。

间歇性外斜视、近视及调节因素互为因果已有广泛争论（Chia、Roy 和 Seenyen，2007；Ekdawi 等，2010；Zhu 等，2015；Tang 等，2016）。据报道，共同性 XT 的东亚儿童中，近视患病率（≥ 0.50 DS）高达 43%（Chia、Roy 和 Seenyen，2007）。一项针对患有 IXT 的高加索儿童的研究发现，其中 28.9% 的儿童患有近视，明显高于非斜视人群中近视的患病率（Ekdawi 等，2010）。当存在调节（accommodation，A）或集合（convergence，C）刺激时，集合（C）和调节（A）之间的关系基本上是线性的 [调节性辐辏 / 调节（AC/A）比率]。在 IXT 患者中，需要动用更多的集合才能让双眼聚焦近目标，会导致过度调节（Shimojyo 等，2009）。这种努力维持融合可能导致患有 IXT 成人出现明显的近视漂移，称为隐斜 - 近视。这些患者由于假性近视，瞳孔缩小，可变角度 IXT 和视疲劳症状而出现视力模糊。可通过手术减少外斜带来的双眼视功能问题从而缓解视疲劳等症状（Shankar，Ganesh 和 Sethi，2012）。

理论上讲，IXT 患者中，通过增加调节来控制双眼正位可能促进近视的发展。因此，与未接受斜视手术的 IXT 患者相比，斜视矫正手术可能将降低 IXT 患者近视进展率（Shin 等，2014）。对 184 名 IXT 儿童进行了 20 年的追踪研究发现，超过 90% 的 IXT 患者在 20 岁时会发展为近视（Ekdawi 等，2010）。有趣的是，另一研究发现，手术矫正 IXT 对近视进展率没有影响。该研究对 3 组儿童，即斜视性近视儿童、未接受斜视手术的患有 IXT 的近视儿童和接受了斜视手术的 IXT 近视儿童的近视进展情况进行比较，发现没有差异（Shin 等，2014）。另外，与近视相关的调节滞后、低 AC/A 值和较低的融合范围可能容易发展为集合不足型 IXT，这种情况通常逐渐发展为高度近视（Chia、Roy 和 Seenyen，2007）。IXT 儿童的近视患病率更高的原因，可能为该类患者会更早期地进行

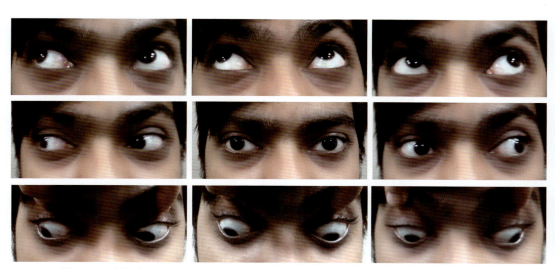

图 5-3 1 例年轻 IXT 屈光参差性近视患者，右眼中度近视（—4DS），左眼正视眼
九方位眼位照相显示原有的外斜视（XT），但没有特定型斜视。尽管右眼最佳矫正视力为 6/6，但右眼仍有明显偏斜（照片由 Zia Chaudhuri 医生提供）

眼科检查，从而能更早地诊断和矫正近视。图 5-3 为 1 例 IXT 年轻患者，右眼中度近视（—4 DS），尽管保持了 6/6 的视力，但右眼大部分时间都向外偏斜，患者能够自主控制眼位正位（图 5-4）。该患者 MRI 显示，由于眼轴增长，右眼球拉长，但 EOM 位置仍与正视眼左眼球相似。与左眼外直肌 - 上直肌（LR-SR）带相比，右侧 LR-SR 带变薄和拉长。左眼为右眼正常对照组（图 5-5）。

在 IXT 患者中使用过矫负透镜刺激调节性辐辏，从而会降低外斜角度和发生外斜的频率（Kushner，1999）。一般来说，过度矫正近视意味着近视屈光度过度矫正大约 2 DS，或 7 岁以下远视儿童佩戴近视眼镜矫正，有时与 4°~6° 底向内的三棱镜联合使用。过矫镜片有助于实现对外斜视的双眼控制，从而巩固双眼视觉（Rowe 等，2009）。这

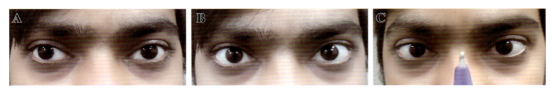

图 5-4　A. 年轻近视患者；B. 患者可以自发地聚焦；C. 患者在被要求注视目标物时可双眼会聚（照片由 Zia Chaudhuri 医生提供）

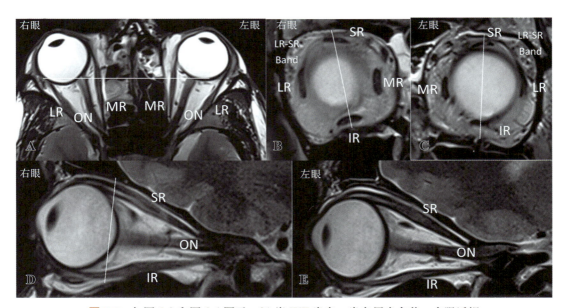

图 5-5　如图 5-3 和图 5-4 图示，21 岁 IXT 患者，患有屈光参差、右眼近视

A. MRI 轴向视图观察到右眼球轻度延长；B、C. 正视眼左眼球作为正常对照。眼冠状视图提示，与左眼 LR-SR 带相比，右眼 LR-SR 带相对变薄。眼球疑似外旋；D、E. 矢状面视图中，可见右眼球眼轴拉长。MR：内直肌；LR：外直肌；SR：上直肌；IR：下直肌；ON：视神经。与图 5-1 中双侧高度近视患者不同，未见右眼中无眼外肌结构或视神经扭曲异常（照片由 Zia Chaudhuri 医生提供）

种方法有助于推迟手术时机，且有助于 52%~77% 的患者的显著延迟手术和改善双眼控制能力（Kushner，1999；Rowe 等 2009）。由于 IXT 斜视手术的理想时机被认为是 4~7 岁，因此年龄段可以进行准确的术前检测，并减少由于初次手术可能过矫后单眼发生内斜（ET）的机会，因此认为这种推迟手术时机的方案对患者至关重要（Chougule 和 Kekunnaya，2019）。令人惊讶的是，这种长达 5 年的佩戴近视过度矫正镜治疗，过度调节似乎也不会导致近视产生（Kushner，1999；Paula 等，2009）。

IXT 斜视手术适应证包括外斜角度增加、IXT 控制能力下降以及视近和视远立体视觉破坏（Kelkar 等，2015；Chougule 和 Kekunnaya，2019）。多项研究已确定，术前因素包括手术年龄、斜视角度、外侧非共同性、是否存在弱视、屈光参差和双眼视功能情况，是影响手术长期成功的重要因素（Oh 和 Hwang，2006；Zou 等，2017）。

基础型 IXT 最常见的 2 种手术方法是双侧外直肌（LR）后徙和单侧外直肌后徙联合同眼内直肌（MR）缩短切除术（Recession and Resection，R&R）。经 3 年随访，双侧 LR 后徙（46%）和 R&R（37%）手术成功率欠佳（Ekdawi，2009）。在一项研究中（Lee 和 Kim，2020），单侧 R&R 的手术成功率（55.3%）明显高于单侧 LR 后徙联合同侧 MR 折叠术（27.8%）。在集合不足型 IXT 中，改良的 R&R 手术显示成功率较高（87.5%）（Wang 等，2014），其中 MR 切除量基于视近斜视度计算，LR 后徙量基于视远斜视度计算。无论进行何种手术，IXT 手术的长期效果不佳，失败率和再次手术率随着随访时间延长而增加。据报道，高加索人群的首次手术失败率在 5 年时高达 54%，在 10 年时为 76%（或在 10 年时为 86%）（Ekdawi 等，2009）。术前因素或选择手术类型对手术成功率似乎影响不大（Oh 和 Hwang，2006；Ekdawi 等，2009）。设计手术时，超过 10 PD ET 初始过矫被证明与手术长期的成功率有关（Oh 和 Hwang，2006；Lee 和 Kim，2020）。术前屈光不正可能是影响手术成功率的一个重要因素，在单眼 R&R 手术中，与近视患者相比，远视患者的手术成功率较低（Zou 等，2017；Ahn 等 2019）。在 ET 和 XT 中，手术成功率与较长的眼轴和水平直肌后徙的影响呈负相关（Ghali，2017）。考虑近视眼测量斜度被高估的可能性，以及在较长眼轴下每毫米后徙量矫正的斜度会变小，建议如果计划外直肌后徙，则后徙的量需进行调整。

二、知觉性斜视

知觉性斜视是指由于屈光参差性弱视或器质性疾病引起的单侧或双侧不对称视觉障

碍，融合破坏并且不能维持眼球正位（von Noorden 和 Campos，2002）。通常 75% 以上的知觉性斜视病例显示为 XT（Kim、Park 和 Lee，2012）。当年龄 ≤ 5 岁时，由于视力障碍引起的斜视，ET 和 XT 同等常见，但当视力丧失在较大年龄时，XT 则更为普遍（Sidikaro 和 von Noorden，1982）。导致知觉性斜视视觉障碍最常见的原因是屈光参差性弱视、白内障、视神经障碍、角膜混浊和视网膜脱离（Sidikaro 和 von Noorden，1982；Chaudhuri 和 Pandey，2000；Kim、Park 和 Lee，2012）。在知觉性斜视中，正常固视眼的屈光情况与水平偏斜发生的方向之间存在显著相关性。当固视眼是远视或正视时，发生 ET 的频率显著增高；而当固视眼是近视时，XT 的发生频率更高（Kim、Park 和 Lee，2012）。在治疗知觉性斜视的手术中，通常首选视力差的眼进行手术（Chaudhuri 和 Pandey，2000；Jung 和 Kim，2018）。由于缺乏双眼视觉功能，故斜视的长期手术成功率较低，复发率较高（von Noorden 和 Campos，2002；Jung 和 Kim，2018）。应该在术前向患者解释，以防止因期望过高而失望。在知觉性斜视患者中，视力更好则预示着能更好地维持长期眼位正位（Chaudhuri 和 Pandey，2000；Erkan 等，2015）。在某些与知觉性斜视相关的可逆性视力丧失的病例中（如长期的老年性白内障），视觉康复已被证明可以恢复眼位（Chaudhuri 和 Pandey，2000）。成人知觉性外斜（XT）较小的术前斜视角度与手术成功率相关（Chaudhuri 和 Pandey，2000；Jung 和 Kim，2018）。根据斜视角的不同，对于外斜视 < 25 PD 的患者，建议行单侧外直肌后徙。对于大角度知觉性外斜视的矫正，建议最大 LR 后徙 12 mm，MR 缩短切除 10~12 mm（Jung 和 Kim，2018）。由于恢复双眼视觉功能的机会很小，因此初次手术过度矫正是改善知觉性外斜视长期效果的理想选择。在缩短截除肌肉中注射 A 型肉毒杆菌毒素（BTXA）结合单眼 R&R 手术已被建议作为大角度知觉性斜视的辅助治疗方法（Tugcu 等，2017）。将丁哌卡因注射到缩短截除肌肉中也可增强后徙的效果（Hopker、Modelli 和 Allemann，2019）。

三、低出生体重和其他系统性疾病相关的近视和斜视

近视、视力障碍、斜视和神经发育异常，包括脑室内出血和脑瘫（cerebral palsy，CP），是早产、低出生体重婴儿的常见并发症（O'Connor 等，2002；Sahni、Subhedar 和 Clark，2005）。早产儿近视患病率与出生体重和胎龄呈负相关，与早产儿视网膜病变（retinopathy of prematurity，ROP）严重程度呈正相关。大约 70% 的高危阈前 ROP 婴

儿在儿童早期发展为近视，到 6 月龄时，高度近视（≥ 5D）的患病率为 19%（Quinn 等，2008）。颞侧视网膜血管变直和黄斑异位的眼球近视发生率明显高于眼底后极部正常的眼球（Quinn 等，2008）。据报道，同一组 6 岁以下儿童斜视患病率为 42.2%（Quinn 等，2008；VanderVeen 等，2011）。发生斜视的危险因素包括单眼或双眼的异常注视、弱视病史、眼底视网膜发育不良和屈光参差病史（VanderVeen 等，2011）。这些病例报道中，ET（56%）比 XT（26.2%）更常见，其中 IXT（10%）的患病率亦很高（O'Connor 等，2002；VanderVeen 等，2011）。kappa 角是视轴和光轴在角膜投影的夹角。正 kappa 角是当患者单眼固视光点时，角膜反光点在偏鼻侧。大的正 kappa 角或假性外斜视的出现多发生在 ROP 黄斑颞侧移位的患者中，这些会潜在影响斜视角度测量的精准度。

另外，即使没有早产，也可观察到儿童早期高度近视与系统性疾病（如马方综合征、Stickler 综合征和唐氏综合征）有显著关联（占 54%）（Marr 等，2001）。即便没有早产和 ROP 的儿童，高度近视也与许多眼部异常有关，如晶状体半脱位、脉络膜缺损和视网膜营养不良等（占 38%）（Marr 等，2001）。

四、调节功能障碍

近反射痉挛（spasm of the near reflex，SNR）是一种罕见的自限性疾病，表现为间歇性和斜视角度不稳定的内斜（ET）、假性近视和瞳孔缩小（Rutstein、Daum 和 Amos，1988；Goldstein 和 Schneekloth，1996）。近距离注视正常需要有集合、调节和瞳孔缩小三联动参与。当三联动中的一种或多种近距离刺激增加时，就会引发 SNR（Goldstein 和 Schneekloth，1996）。SNR 患者通常表现为间歇性复视、眼疲劳、头痛和视力模糊（Goldstein 和 Schneekloth，1996）。可表现为间歇性调节痉挛引起的波动性近视，可通过动态视网膜检眼镜进行临床诊断。单侧或双侧的集合障碍可能与 SNR 有关。对于 SNR 的治疗，建议使用睫状肌麻痹药物，配合老花镜进行近距离工作和训练（Goldstein 和 Schneekloth，1996）。阿托品是一种非选择性毒蕈碱拮抗剂，通过麻痹睫状肌来治疗 SNR。相反，当患者试图克服由睫状肌麻痹引起的近视模糊时，阿托品可能会刺激调节并诱发集合痉挛（Shankar 和 Nigam，2015）。因此，有必要联合使用睫状肌麻痹治疗附加眼镜进行治疗，以最大限度地减少调节诱导集合的发生。

五、急性获得性共同性内斜

急性获得性共同性内斜视（acute acquired comitant ET，AACE）是一种不常见的内斜视（ET）类型，发生在年龄较大的儿童和成人中，其特征是伴有复视的 ET 急性发作（Clark 等，1989）。Bielchowsky 报道了一种 AACE 亚型，在承受身体或精神压力后，未矫正的 ≥ −5.00 DS 近视患者中急性发作 ET（Burian 和 Miller，1958）。这类患者视远时出现内斜，视近时为正位。其发生机制被认为是未矫正的近视，过度视近导致 MR 增强和 LR 减弱。这些患者随后被排除在 AACE 分类之外，并认为具有分开不足（Burian 和 Miller，1958）。

　　分开不足型 ET 是一种渐进性发作的共同性 ET，视远有 10~20 PD 的内斜，并伴有复视，视近则表现为正位或可以控制的内隐斜（Chaudhuri 和 Demer，2012，2013，2015；Schoeff、Chaudhury 和 Demer，2013；Pineles，2015）。无外展功能障碍，神经系统检查正常。这种情况在不同年龄段都可以看到，年轻患者和老年患者的潜在病因可能不同。10.6% 的成人斜视表现为分开不足型 ET，随着老年人患病率的增加（Chaudhuri 和 Demer，2012；2013；2015），这种疾病被称为年龄相关性集合不足型内斜视（age related divergence esotropia，ARDE），其潜在病因与眼眶结缔组织变性有关（Chaudhuri 和 Demer，2013；2014）。作者对平均年龄为 69.4 岁的 28 例患者，用 MRI 评估年龄相关眼眶结缔组织退化的临床研究发现，在患有获得性水平和垂直小角度斜视的老年患者中，外直肌 - 上直肌带（LR-SR）严重伸长，导致其断裂，LR 双侧向下移位或外直肌 Pulley 结构松弛下垂，这种现象无法用其他原因解释（Chaudhuri 和 Demer，2013）。随着年龄增加，LR-SR 带的松弛变性导致眼位的变化。对称或非对称外直肌 Pulley 结构松弛程度以及眼外直肌（EOM）Pulley 环的旋转，可导致发散麻痹性内斜视（divergence paralysis esotropia，DPE）和旋转垂直性斜视（cyclovertical strabismus，CVS）的发生（Chaudhuri 和 Demer，2013）。这种与年龄相关的获得性斜视被称为松弛眼综合征（sagging eye syndrome，SES）。在这项研究中，作者排除了高度近视的混合因素，评估了有症状的小角度斜视产生复视的老年人群。同时，对患有 SES 的老年近视患者进行了评估，并阐述了 SES 与 SES 合并高度近视引起的重眼综合征（heavy eye syndrome，HES）之间的差异（Tan 和 Demer，2015）。SES 的手术矫正包括双侧 LR 缩短截除 / 折叠术、MR 后徙术、LR 赤道部眼外肌切除术和分级垂直肌肌腱切除术（GVRT）（Chaudhuri 和 Demer，2012，2016，2018）。SES 的发生与眼外直肌明显增长有关，其他斜视中未观察到此种情况（Chaudhuri 和 Demer，2013）。不同于其他类型的内斜，对年龄相关性集合不足型内斜视（ARDE）病例，需增加 MR 后徙量来矫正目标斜视度（Chaudhuri 和

Demer，2012）。

最近有报道，近视成年人中发生的获得性、与距离相关的内斜视，患者右眼平均屈光度为 -5.65 DS，左眼平均屈光度为 -5.09 DS。这些患者有长期近距离工作史，每天工作时间长达 12 小时。作者认为，这可能导致 LR 减弱，病理检查发现这类患者 LR 中仅存在胶原纤维也证实了这一点（Zheng 等，2018）。目前，这些临床病例发生的病因及与近视的关系尚不清楚。

六、高度近视相关性斜视

高度近视患者可合并各种类型的综合征及获得性斜视，与葡萄肿形成、EOM 移位和 LR-SR 带退化有关。包括：①重眼综合征（HES）；②松弛眼综合征（SES）；③多节眼综合征（KES）；④外 - 下斜视复合征（exotropia–hypotropia complex）。

已有多项研究表明高度近视眼结构的变化及其对眼外肌形态和功能的影响。使用高分辨率表面线圈眼眶 MRI 设备来确定高度近视（眼轴长度＞ 26.5 mm）眼球 3D 成像特征。正视眼的形状为球形，高度近视眼表现为眼球壁形态异常，可分为 4 种类型，沿中心矢状轴对称增大，眼球呈圆柱形（A）或筒形（B）；不对称增大，呈鼻侧变形（C）或颞侧变形（D）（Moriyama 等，2011）。偏心注视下，不规则葡萄肿会增加 EOM 机械张力或改变其形态，导致"多节眼综合征"（Demer，2018）。

重眼综合征（HES）或近视性固定性斜视表现为进行性 ET，通常为眼球外转和上转的受限引起的内下斜视。2010 年，Yamaguchi 等通过 MRI 评估了 36 只高度近视眼（眼轴长度＞ 27 mm）的眼球和眼外肌肌锥之间的解剖关系。发现眼球向颞侧上象限移位，近 50% 的眼球横截面位于肌锥外，并伴随 LR 下移和 SR 向鼻侧移位。SR-LR 角被定义为 SR 和 LR 连线与眼球中心线之间的角度。结缔组织异常导致颞侧上象限进行性巩膜葡萄肿形成，以及 LR-SR 带变性导致眼球向颞侧上脱位，被认为是导致这种异常解剖结构发生的原因（Li 等，2019）。LR 下移位导致其外转力减弱并增加了下转肌力量，而 SR 的鼻侧偏移则减弱了其上转力并增加了内转肌力量，从而导致眼睛固定在内下斜位置。眼球脱位的程度与眼球外转和上转的限制相对应。颞侧上象限球壁脱位的发生率高可以用斜肌的不对称性来解释，由于颞侧上象限的球壁缺乏任何斜肌支撑，只有肌间膜作为支撑，因此，可能最容易受到高度近视眼球增大引起的眼球壁突出扭曲的影响（Yamaguchi、Yokoyama 和 Shiraki，2010；Tan 和 Demer，2015；Li 等，2019）。临床研究发现，患者进行性斜度增大，内斜度测量为 61 ± 39 PD，下斜度为 26 ± 21 PD，眼球运动表现为明显的外展和（或）上转限制（Tan 和 Demer，2015）。

目前，已通过 MRI 了解由于异常的眼 - 附属组织结构改变而导致高度近视眼球异常、神经解剖结构变化，因此传统的斜视手术（如内直肌后徙或肌腱切开术），对改善高度近视眼球进行性内斜视是无效的。从高分辨率表面线圈眼眶 MRI 中可以证实，内斜视是由于眼球从肌锥内脱出，而并非眼外肌（EOM）纤维化或任何其他形式的限制性因素引起（Yamaguchi、Yokoyama 和 Shiraki，2010；Moriyama 等，2011；Rutar 和 Demer，2009；Tan 和 Demer，2015；Li 等，2019）。出于相同的神经解剖学原因，LR 缩短术会加重下转状态，因为外直肌在内下脱垂的高度近视眼球中无明显外展作用，而是抑制上转和外转的肌肉。因此，在这种情况下，加强 LR 力量会增强其抑制作用，导致斜视进一步恶化。建议将 SR 和 LR 肌腹部联扎，将内下脱垂的眼球提拉恢复到肌锥中。使用聚酯缝合线在 SR 和 LR 肌肉附着点止端后 15 mm 处联扎。当存在限制性固定内斜时，可与 MR 后徙手术相结合。该手术可将脱位的眼球恢复到肌锥内，并显著减小眼球转动的机械性限制使眼球可以自由旋转。这有助于上直肌和外直肌的肌肉力量恢复正常方向作用力（Yamaguchi、Yokoyama 和 Shiraki，2010）。然而，这种近视眼外肌缝线固定手术的潜在缺点是肌肉上的线环松解、睫状前血管循环障碍，以及这种手术操作可能不可逆性。

改良的祥状近视眼球壁后固定术可解决球壁外上方的葡萄肿。用 240- 硅胶带穿过 LR 和 SR 下方的角膜缘后方 14~16 mm 处，并通过肌肉之间的巩膜隧道固定。在对 26 眼的队列研究中，硅胶带祥近视眼球后壁固定术与眼外肌联扎术一样有效，可矫正约 40 PD 内斜视（Shenoy、Sachdeva 和 Kekunnaya，2015）。进一步的手术改良，即用 5-0 涤纶缝合线将 240- 硅胶带固定在巩膜，以避免创建巩膜隧道导致球壁穿孔的潜在并发症（Kaur 等，2019）。

重眼综合征（HES）和松驰眼综合征（SES）可以共存，SES 是由年龄相关性眼眶组织变性，导致腱膜性上睑下垂、上睑沟深陷畸形和高眼睑皱褶、视远时内斜视及视近时双眼正位和（或）小角度下斜视。多数患者有对称性上转受限、水平外转和远以及近距离水平扫视运动正常。SES 最初是在老年非近视患者中发现并报道（Chaudhuri 和 Demer，2013）。经典 SES 的特征是 LR 下移和 LR-SR 带退化，在 MRI 上没有明显的眼球内下脱垂表现。双侧 LR 下移可能导致发散麻痹性内斜视（DPE），但 LR 力量不对称或单侧下移则表现为旋转垂直性斜视（CVS），伴下斜视和外旋斜视。然而，由于 HES 和 SES 的临床特征和病理生理学特征相似，建议进行斜视手术前，对高度近视患者行 MRI 扫描以进行鉴别（Tan 和 Demer，2015）。如上所述，HES 可通过 LR 和 SR 肌肉联结手术进行治疗，但在合并 HES 的 SES 患者中，与单纯 SES 一样，在退化的 LR-SR 带区域进行斜视手术可能对斜视矫正适得其反（Chaudhuri 和 Demer，2012；Tan 和 Demer，2015）。因此，MR 后徙术适用于高度近视合并 SES 的治疗（Tan 和 Demer，2015）。

临床及影像学对 HES 研究较多，而高度近视合并外 - 下斜视复合征仅在文献中提及（Krzizok、Kaufmann 和 Traupe，1997）。对 636 例病理性近视患者研究发现，病理性近视合并 XT 为 8.8%，合并垂直性斜视为 16.2%（Tanaka 等，2010）。临床上患者有眼球形态异常和中度 XT，平均斜视度为 37.2 ± 8.72 PD。与 HES 一样，斜视为渐进性发展，但在 MRI 检查或术中没有发现 EOM 位移或球壁形态的明显变化（Monga、Kekunnaya 和 Sachdeva，2013）。图 5-3 为 1 例右眼近视屈光参差为—12 DS 伴 XT 年轻患者的高分辨率表面线圈眼眶，MRI 显示，右眼细长，眼球呈轻度圆锥形，视神经轻度扭曲。眼外肌 Pulley 结构和 LR-SR 带正常。右眼通过 R&R 手术后效果满意。患者右眼配戴隐形眼镜，Snellen 矫正视力为 6/6。在高度近视合并外 - 下斜视复合征患者中观察到，多数患者斜视合并有弱视，提示该综合征可能存在感知觉因素。这种情况下，单独通过水平直肌 R&R 联合转位的手术或联合垂直肌手术，便可取得满意的手术效果（Monga、Kekunnaya 和 Sachdeva，2013）。

通过 MRI 图像研究，在 2 例患者中发现了内直肌的移位（Krzizok、Kaufmann 和 Traupe，1997）。这种情况下，眼外展上转受限，术中发现内直肌向下移位，上直肌向外侧移位，反映了眼外肌 Pulley 结构的异常。这种情况下，外 - 下斜视和上转受限可以通过 R&R 手术联合缩短截除后的内直肌和上直肌之间肌肉缝线固定矫正（Ganesh 等，2019）。虽然在许多情况下，直肌移位（术中评估）可为眼位偏斜的手术治疗提供线索。然而，MRI 有助于了解眼外肌情况并设计合适的手术方案。图 5-6 显示了 1 例高度近视合并外 - 下斜视复合征患者斜视手术前、后的矫正情况。

手术前

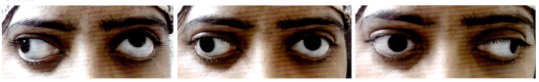

手术后

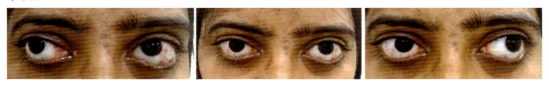

图 5-6 外 - 下斜复合征患者术前、术后照片（照片提供：Varshini Shankari 医生）

第五节　近视斜视度测量影响因素

　　眼镜影响斜视角度测量，尤其超过 ±5D 的屈光度，对临床斜视角测量影响更明显（Scattergood、Brown 和 Guyton，1983）。斜视患者交替注视时，注视眼视线通过其光学中心的相应眼镜片，而斜视眼的视线穿过远离光学中心的镜片。这个位置的三棱镜效果可以通过 Prentice 法则计算。该法则指出偏斜的三棱镜度数等于佩戴的镜片屈光度乘以偏离光学中心的距离（毫米）再除以 10。

$$三棱镜偏斜角度 = \frac{佩戴眼镜屈光度（D）\times 偏离光学中心距离（mm）}{10}$$

　　实际上，如果眼镜的光学中心与佩戴者的瞳孔中心不重合，则诱导出来的三棱镜度数会导致眼疲劳，加重隐斜，甚至诱发复视（Irsch，2015）。

　　凸透镜（正度数球镜镜片）的作用类似于两个底对底放置的棱镜，凹透镜（负度数球镜镜片）的作用类似于两个尖对尖放置的棱镜。负度数球镜镜片光心向内偏移，相当于眼前放置底向外棱镜，会导致 XT 发生；反之，向外偏移会产生类似眼前放置底向内棱镜，引发 ET 产生。同理光心向上偏移，产生类似底向上的棱镜，引发上斜视。而光心向下偏移，产生类似底向下棱镜，引发下斜视出现。正度数球镜的镜片具有相反的效果，可减少同方向的眼部偏斜。远距离的真实偏差为 $2.5 \times D\%$（双侧镜片度数）。例如，实际 XT 为 40 PD 的患者，佩戴 −20 D 眼镜，而佩戴这种负度数镜片会高估外斜视度数，为 2.5 × 20＝50%。因此，测量配镜后的偏斜角是 60 PD。因此，必须测量戴镜和不戴镜时的斜视角度。另外，这些测量误差在屈光参差患者中更容易出现。眼球侧方位注视时斜视角度的不一致性，会疑似眼外肌有肌肉麻痹或机械限制因素存在。另一因素是，高度数的负球透镜会使物像图像缩小，使外斜视的角度变小。因此，矫正斜视使用的高度数负球透镜与矫正近视佩戴的高度数负球透镜对斜视角测量的作用是相反的（Scattergood、Brown 和 Guyton，1983）。在试镜中，通过改变瞳孔间距离（inter-pupillary distance，IPD），直到镜片光心位于斜视眼的视轴前方中心，便可以减少眼镜周边的棱镜效应。根据患者佩戴镜片度数，可参考公式来帮助设计 XT 手术时的度数矫正不足问题（Hansen，1989）。准确测量斜视度数的常见解决方案是，用隐形眼镜代替框架眼镜（Irsch，2015）。隐形眼镜提供了宽视野（field of vision，FOV），消除了镜片周边棱镜和物象扭曲效应，减少了视物图像缩小问题，以及由于屈光参差引起的物象不等大问题，并提高了融合能力（Agrawal、Singh 和 Jain，2013）。然而，近视者通过佩戴框架镜阅读时会有底向内的棱镜效应，会降低集合能力。同时，向鼻侧镜片光心的偏移也会降低有效的屈光度使用，从而降低调节需求。而框架眼镜转向隐形眼镜佩戴会使调节和集合需求增加。另外，由于减少了框架眼镜产生的底向内的棱镜效应，会使外偏斜度增大（Scattergood、Brown 和 Guyton，1983）。隐形眼镜减少了斜视角测量结果的高估，减轻了屈光参差引起的双眼不适应，提高了术前斜视角度测量的准确性。

块状树脂三棱镜通常将棱镜的背面放置在眼前冠状面进行测量斜视角度，但在相同方向上叠加两块三棱镜，使斜视测量角度 > 50 PD，则会导致误差加大。当测量合并有水平和垂直偏斜时，水平和垂直方向的三棱镜可以相互叠加，因为这两个不同方向的棱镜不会有明显的相互影响。但是大角度的斜视最好在双眼前分别加三棱镜并保持在冠状面来测量（Thompson 和 Guyton，1983）。将三棱镜块放在眼前并保持冠状面时，水平三棱镜与垂直棱镜叠加在一起，可能会出现操作困难，这时助手可帮助拿其中一个三棱镜。一种磁贴式块状检测三棱镜（每个三棱镜块内嵌入磁铁）可被固定在金属板上，检查者用一手持该金属板并定位于被检者眼前，另一手进行交替遮盖试验（Bishop，2014）。角膜映光检测法适用于斜视角测量不合作、注视不良的重度弱视和眼球运动受限的 HES 患者。三棱镜放置在斜视眼前，或大角度斜视时，将三棱镜分别放置在双眼前，使角膜映光点居中（Shenoy、Sachdeva 和 Kekunnaya，2015）。

屈光手术对于低至中度屈光不正患者具有良好的安全性和优异的视觉效果，是最常见的眼科手术之一。而对于斜视患者，屈光手术可能会产生双眼视功能失代偿后斜视的发展及复视的发生。如何通过简单的手术过程，既增加双眼单视（binocular single vision，BSV）功能又提高双眼视力，这些研究令人期待。远视合并的调节性内斜视和屈光参差性近视合并外斜视已作为屈光手术的指征（Godts、Trau 和 Tassignon，2006）。屈光手术对斜视患者的术后影响有不同报道。有些研究发现，眼位和双眼视功能在手术前后保持不变。另一些研究则提示，近视合并外斜视患者手术后斜视有显著改善（Godts、Trau 和 Tassignon，2006；Kirwan 等，2010；Chung 等，2014）。屈光手术与隐形眼镜改善外斜视角度的原因相似，可能是由于增加了近距离调节和集合的需求（Chung 等，2014）。近视性屈光参差患者通常屈光手术后效果良好，主要由于视力提高、三棱镜像差消除、周边视野扩大以及屈光参差幅度缩小从而减少了物像不等，增加了双眼视觉功能（Agrawal、Singh 和 Jain，2013；Chung 等，2014）。

斜视患者开始屈光手术前应详细记录既往治疗详情，包括是否有遮盖治疗、复视情况、双眼正位视觉训练以及斜视手术情况。眼球正位视检查是必要的，包括评估眼球运动、测量斜视角度和运动融合幅度（Kirwan 等，2010）。理想情况下，手术目的应该是实现双眼正位视。但如果术前存在间歇性或显性斜视的患者，则不应将实现双眼正位视为手术目标（Godts、Trau 和 Tassignon，2006）。术前患者可分为有发生术后低、中、高风险复视可能性三类。低风险患者指的是，术前有轻微隐斜视，但无斜视、复视或三棱镜配戴病史，以及低于 4D 的近视性屈光参差患者，其他则属于风险更高的范畴。风险较高的患者应在术前做隐形眼镜配戴试验，以确定术前眼位偏斜对屈光手术矫正后的反应，同时有助于确定患者融合幅度及增加调节和集合需求后的适应力（Kushner 和 Kowal，2003）。高度近视患者激光辅助原位角膜磨镶术（laser-assisted in situ keratomileusis，LASIK）过程中可能难以保持眼球注视稳定，会导致意外角膜消融区的垂直偏心，进而诱发手术后三棱镜效应和复视出现（Kushner 和 Kowal，2003）。

当计划同时进行屈光手术和斜视手术时，应首先矫正屈光不正，然后在屈光矫正稳定期后进行斜视手术（Kirwan 等，2010）。在极少数情况下，需首先进行斜视手术，术前应进行隐形眼镜佩戴试验以确定矫正斜视的角度。

高度近视眼的巩膜变化主要发生在眼后极部，在赤道和锯齿缘变化不明显（Jonas、Ohno Matsui 和 Panda Jonas，2019）。巩膜厚度的减少主要是由于胶原纤维束变薄导致巩膜胶原含量减少，以及单个胶原纤维细胞缩小（Alhazmi、Seidel 和 Gray，2014）。

近视眼巩膜的变化使得斜视手术中巩膜穿孔的风险增加。

对 4886 例斜视手术病例的研究发现，巩膜穿孔发生率仅为 3/1000 例，但在近视眼（≤ 6.00 DS）中的发生率高达 3 倍（Park 等，2008）。在 453 只接受斜视手术的眼中，巩膜穿孔的发生率为 1.77%，而这些都是近视眼（Park 等，2008）。需要注意的是，通常大多数巩膜穿孔是无症状的，报道的巩膜穿孔率可能极低，并且很晚才在常规眼底检查中发现。因此，所有疑似巩膜穿孔的病例都应进行散瞳眼底检查，对存在视网膜脱离风险的患者建议行局部视网膜光凝手术。临床中，对于像高度近视这样巩膜穿孔风险高，同时视网膜脱离风险较高的患者，斜视医生常在手术结束时会进行间接检眼镜检查，这种做法可以在手术结束时及时发现可能存在的穿孔并进行光凝治疗。

斜视手术中使用 SS-OCT 检查，可用于评估手术中是否有巩膜穿孔。该检查可在手术中显示针穿过肌肉和巩膜的精确深度，为医生提供实时指导和反馈（Pasricha 等，2017）。可以确保缝线在巩膜表层牢固穿过，从而减少巩膜薄的近视眼患者发生巩膜穿孔的情况。

第六节　结　论

近视相关性斜视常合并眼轴长、眼球硬度、眼球形状及眼外肌走行变化和 Pulley 结构变化、调节和集合功能变化，以及由于光学相关因素斜视角度的测量不精确等情况。对其特定并发症及流行病学的研究有助于早期发现和治疗该类疾病。在计划手术前，需要进行详细的眼位矫正评估及部分影像学检测。MRI 在显示高度近视眼球 - 眶壁解剖结构方面具有重要作用，并有助于减少高度近视眼斜视手术并发症。

致谢：Zia Chaudhuri 的工作得到了印度政府科技部 BOYSCAST 奖学金的支持；生物技术部（DBT）GOI 项目编号：BT/MB/Indo-US/VR/02/2013；科学与工程研究委员会（SERB）GOI 项目编号：EMR/2016/005829。Pratibha Kataria 的工作得到了科学与工程研究委员会（SERB）的支持，GOI 项目编号 EMR/2016/005829。对西门子医疗保健私人有限公司应用专家 Abhishek Yadav 博士配置的高分辨率表面线圈眼眶 MRI 深表感谢。对 Pooja Sablaniya 的协助编辑表示感谢。

参考文献

1. Agrawal, Siddharth, Vinita Singh, et al. 2013. Correction of exotropia by implantable collamer lens. Ind J Ophthalmol 61(11):685.

2. Ahn, Ye Jin, Yoo Yeon Park, et al. 2019. Surgical and sensory outcomes in patients with intermittent exotropia according to preoperative refractive error. Eye(Lond) 33(8):1314-1320.

3. Alhazmi, Mohammed, Dirk Seidel, et al. 2014. The effect of ocular rigidity upon the characteristics of saccadic eye movements.Invest Ophthalmol Vis Sci 55(3):1251-1258.

4. Awad, Abdulaziz H., Paul B. Mullaney, et al. 2000. Recognized globe perforation during strabismus surgery: incidence, risk factors, and sequelae. J AAPOS 4(3):150-153.

5. Bishop, John E. 2014. Magnetic prism alignment system for measuring large-angle strabismus. J AAPOS 18 (1):101-102.

6. Burian, Hermann M. and James E. Miller. 1958. Comitant convergent strabismus with acute onset. Am J Ophthalmol 45(4 Pt 2):55-64.

7. Chaudhuri, Zia and Joseph L. Demer. 2012. Medial rectus recession is as effective as lateral rectus resection in divergence paralysis esotropia.Arch Ophthalmol 130: 1280-1284.

8. Chaudhuri, Zia and Joseph L. Demer. 2013. Sagging eye syndrome:connective tissue involution as a cause of horizontal and vertical strabismus in older patients. JAMA Ophthalmol 131(5):619-625.

9. Chaudhuri, Zia and Joseph L. Demer. 2013. Divergence insufficiency esotropia is a misnomer – reply. JAMA Ophthalmol 131(4): 547-548.

10. Chaudhuri, Zia and Joseph L. Demer. 2015. The characteristics and surgical results in patients with age-related divergence insufficiency esotropia. J AAPOS 19(1):98-99.

11. Chaudhuri, Zia and Joseph L. Demer. 2016. Graded vertical rectus tenotomy for small angle cyclovertical strabismus in sagging eye syndrome. Br J Ophthalmol 100(5): 648-651.

12. Chaudhuri, Zia and Joseph L. Demer. 2018. Long-term surgical outcomes in the sagging eye syndrome. Strabismus 26(1): 6-10.

13. Chaudhuri, Zia and Pramod Kumar Pandey. 2000. Sensory deviations subsequent to senile cataract. J Pediatr Ophthalmol Strab 37(3): 159-162.

14. Chia, Audrey, Lipika Roy, et al. 2007. Comitant horizontal strabismus: an Asian perspective. Br J Ophthalmol 91(10):1337-1340.

15. Chia, Audrey, Mohamed Dirani, et al. 2010. Prevalence of amblyopia and strabismus in young Singaporean Chinese children. Invest Ophthalmol Vis Sci 51(7):3411-3417.

16. Chougule, Pratik and Ramesh Kekunnaya. 2019. Surgical management of intermittent exotropia: do we have an answer for all? BMJ Open Ophthalmol 4(1):e000243.

17. Chung, Seung Ah, Wook Kyum Kim, et al. 2014. Impact of laser refractive surgery on ocular

alignment in myopic patients. Eye (Lond) 28(11):1321-1327.

18. Clark, Anne C., Leonard B. Nelson, et al. (1989). Acute acquired comitant esotropia. Br J Ophthalmol 73(8):636-638.

19. Cooper, Jeffrey and Andrei V. Tkatchenko. (2018). A Review of Current Concepts of the Etiology and Treatment of Myopia. Eye Contact Lens 44(4):231-247.

20. Demer, Joseph L. (2018). Knobby Eye Syndrome. Strabismus 26(1):33-41.

21. Ekdawi, Noha S., Kevin J. Nusz, et al. (2009). Postoperative outcomes in children with intermittent exotropia from a population-based cohort. J AAPOS 13(1):4-7.

22. Ekdawi, Noha S., Kevin J. Nusz, et al. (2010). The development of myopia among children with intermittent exotropia. Am J Ophthalmol 149(3):503-507.

23. Erkan, Turan K., Hande Taylan Sekeroglu, et al. (2015). Effect of Visual Acuity on the Surgical Outcomes of Secondary Sensory Strabismus. Turk J Ophthalmol 45(6):254-258.

24. Flitcroft, Daniel Ian, Mingguang He, et al. (2019). IMI - Defining and Classifying Myopia: A Proposed Set of Standards for Clinical and Epidemiologic Studies. Invest Ophthalmol Vis Sci 60(3):M20-M30.

25. Fredrick, Doulas R. (2002). Myopia. Br Med J 324(7347):1195-1199.

26. Friedman, David S., Michael X. Repka, et al. (2009).Prevalence of amblyopia and strabismus in white and African American children aged 6 through 71 months the Baltimore Pediatric Eye Disease Study. Ophthalmology 116(11):2128-2134 e1-2.

27. Ganesh, Sandra Chandramouli, Nirmal A. Jayadev, et al. (2019). Nasal loop myopexy as a primary procedure to correct exotropia hypotropia complex in high myopia.Strabismus 27(4):223-229.

28. Ghali, Manar. (2017). Correlation between the axial length and the effect of recession of horizontal rectus muscles. Journal of the Egyptian Ophthalmological Society 110(3):89-93.

29. Godts, Daisy, Rene Trau, et al. (2006). Effect of refractive surgery on binocular vision and ocular alignment in patients with manifest or intermittent strabismus. Br J Ophthalmol 90 (11):1410-1413.

30. Goldstein, Jessica H. and Barbara B. Schneekloth. (1996). Spasm of the near reflex: a spectrum of anomalies. Surv Ophthalmol 40(4):269-278.

31. Govindan, Malu, Brian G. Mohney, et al. (2005). Incidence and types of childhood exotropia: a population-based study. Ophthalmology 112(1):104-108.

32. Hammond, Christopher J., Harold Snieder, et al. (2001). Genes and environment in refractive error: the twin eye study. Invest Ophthalmol Vis Sci 42(6):1232-1236.

33. Holden, Brien A., Timothy R. Fricke, et al. (2016). Global Prevalence of Myopia and High Myopia and Temporal Trends from 2000 through 2050. Ophthalmology 123(5):1036-1042.

34. Hopker, Luisa Moreira, Rafaela Modelli, et al. (2019).Bupivacaine injection combined with

recession of antagonist rectus muscle to treat sensory strabismus. Strabismus 27(1):6-10.

35. Irsch, Kristina. (2015). Optical Issues in Measuring Strabismus. Middle East Afr J Ophthalmol 22(3):265-270.

36. Jonas, Jost B., Kyoko Ohno-Matsui, et al. (2019).Myopia: Anatomic Changes and Consequences for Its Etiology. Asia Pac J Ophthalmol (Phila) 8(5):355-359.

37. Jung, Eun Hye and Seong Joon Kim. (2018). Surgical results and factors affecting outcome in adult patients with sensory exotropia. Eye (Lond) 32(12):1851-1857.

38. Kaur, Savleen, Mohit Dogra, et al. (2019).Silicone band loop myopexy for myopic strabismus fixus. Indian J Ophthalmol 67(7):1155-1157.

39. Kelkar, Jai A., Santhan Gopal, et al. (2015). Intermittent exotropia: Surgical treatment strategies. Ind J Ophthalmol 63(7):566-569.

40. Kim, In Geun, Jung Min Park, et al. (2012). Factors associated with the direction of ocular deviation in sensory horizontal strabismus and unilateral organic ocular problems. Korean J Ophthalmol 26(3):199-202.

41. Kirwan, Caitriona, Michael O'Keefe, et al. (2010). Refractive surgery in patients with accommodative and non-accommodative strabismus: 1-year prospective follow-up. Br J Ophthalmol 94 (7):898-902.

42. Krzizok, Thomas H., Herbert Kaufmann, et al. (1997).Elucidation of restrictive motility in high myopia by magnetic resonance imaging. Arch Ophthalmol 115(8):1019-1027.

43. Kushner, Burton J. (1999). Does overcorrecting minus lens therapy for intermittent exotropia cause myopia? Arch Ophthalmol 117(5):638-642.

44. Kushner, Burton J. and Lionel Kowal. (2003). Diplopia after refractive surgery: occurrence and prevention. Arch Ophthalmol 121(3):315-321.

45. Lee, Haeng Jin and Seong Joon Kim. (2020). Long-term outcomes following resection-recession versus plication-recession in children with intermittent exotropia. Br J Ophthalmol 104(3):350-356.

46. Li, Yunping, Qin Wei, et al. (2019). Rectus Extraocular Muscle Paths and Staphylomata in High Myopia. Am J Ophthalmol 201:37-45.

47. Marr, Jane E., Judith Halliwell-Ewen, et al. (2001). Associations of high myopia in childhood. Eye (Lond) 15(Pt 1):70-74.

48. Mohney, Brian G. (2007). Common forms of childhood strabismus in an incidence cohort. Am J Ophthalmol 144(3):465-467.

49. Monga, Sumit, Ramesh Kekunnaya, et al. (2013).Exotropia-hypotropia complex in high myopia. J Pediatr Ophthalmol Strabismus 50(6):340-346.

50. Moriyama, Muka, Kyoko Ohno-Matsui, et al. (2011).Topographic analyses of shape of eyes

with pathologic myopia by highresolution three-dimensional magnetic resonance imaging. Ophthalmology 118(8):1626-1637.

51. Murthy, Gudlavaletti V.S., Sanjeev K. Gupta, et al. (2002).Refractive error in children in an urban population in New Delhi. Invest Ophthalmol Vis Sci 43(3):623-631.

52. O'Connor, Anna R., Terence J. Stephenson, et al. (2002). Strabismus in children of birth weight less than 1701 g. Arch Ophthalmol 120(6):767-773.

53. Oh, Joo Youn and Jeong Min Hwang. (2006). Survival analysis of 365 patients with exotropia after surgery. Eye (Lond) 20(11):1268-1272.

54. Pan, Chen-Wei, Dharini Ramamurthy, et al. (2012).Worldwide prevalence and risk factors for myopia. Ophthalmic Physiol Opt 32(1):3-16.

55. Park, Kyoungsoo, Samin Hong, et al. (2008).Inadvertent scleral perforation after strabismus surgery: incidence and association with refractive error. Can J Ophthalmol 43(6):669-672.

56. Pasricha, Neel Dave, Paramjit Kaur Bhullar, et al. (2017). Four dimensional Microscope-Integrated Optical Coherence Tomography to Visualize Suture Depth in Strabismus Surgery.J Pediatr Ophthalmol Strabismus 54:e1-e5.

57. Paula, Jayter Silva de, Fuad Moraes Ibrahim, et al. (2009). Refractive error changes in children with intermittent exotropia under overminus lens therapy. Arq Bras Oftalmol 72(6):751-754.

58. Pineles, Stacy L. (2015). Divergence Insufficiency Esotropia: Surgical Treatment. Am Orthopt J 65:35-39.

59. Quinn, Graham E., Velma Dobson, et al. (2008).Progression ofmyopia and high myopia in the early treatment for retinopathy of prematurity study: findings to 3 years of age.Ophthalmology 115(6):1058-1064 e1.

60. Robaei, Dana, Kathryn A. Rose, et al. (2006). Factors associated with childhood strabismus: findings from a population-based study. Ophthalmology 113(7):1146-1153.

61. Rowe, Fiona J., Carmel P. Noonan, et al. (2009). Intervention for intermittent distance exotropia with overcorrecting minus lenses. Eye (Lond) no. 23(2):320-325.

62. Rutar, Tina and Joseph L. Demer. (2009). Heavy eye syndrome in the absence of high myopia: A connective tissue degeneration in elderly strabismic patients. J AAPOS 13(1): 36-44.

63. Rutstein, Robert P., Kent M. Daum, et al. (1988).Accommodative spasm: a study of 17 cases. J Am Optom Assoc 59(7):527-538.

64. Sahni, Jayashree, Nimish V. Subhedar, et al. (2005). Treated threshold stage 3 versus spontaneously regressed subthreshold stage 3 retinopathy of prematurity: a study of motility, refractive, and anatomical outcomes at 6 months and 36 months. Br J Ophthalmol 89(2):154-159.

65. Saw, Seang-Mei, Saiko Matsumura, et al. (2019). Prevention and Management of Myopia and Myopic Pathology. Invest Ophthalmol Vis Sci 60(2):488-499.

66. Scattergood, Kirk D., Mary H. Brown, et al. (1983).Artifacts introduced by spectacle lenses in the measurement of strabismic deviations. Am J Ophthalmol 96(4):439-448.

67. Schoeff, Kirsta, Zia Chaudhuri, et al. (2013). Functional magnetic resonance imaging of horizontal rectus muscles in esotropia. J AAPOS; 17 (1): 16-21.

68. Shanker, Varshini and Vikas Nigam. (2015). Unusual Presentation of Spasm of Near Reflex Mimicking Large-Angle Acute Acquired Comitant Esotropia. Neuroophthalmology 39(4):187-190.

69. Shanker, Varshini, Suma Ganesh, et al. (2012). Accommodative spasm with bilateral vision loss due to untreated intermittent exotropia in an adult. Nepal J Ophthalmol 4(2):319-322.

70. Shenoy, Bhamy Hariprasad, Virender Sachdeva, et al. (2015). Silicone band loop myopexyin the treatment of myopic strabismus fixus: surgical outcome of a novel modification. Br J Ophthalmol 99(1):36-40.

71. Shimojyo, Hiroshi, Yoshiyuki Kitaguchi, et al. (2009). Age-related changes of phoria myopia in patients with intermittent exotropia. Jpn J Ophthalmol 53(1):12-17.

72. Shin, Kwang Hoon, Sang Hun Hyun, et al. (2014). The impact of intermittent exotropia and surgery for intermittent exotropia on myopic progression among early school-aged children with myopia. Br J Ophthalmol 98(9):1250-1254.

73. Sidikaro, Yossi and Gunter K. von Noorden. (1982). Observations in sensory heterotropia. J Pediatr Ophthalmol Strabismus 19(1):12-19.

74. Tan, Ronald Joseph D. and Joseph L. Demer. (2015). Heavy eye syndrome versus sagging eye syndrome in high myopia. J AAPOS 19(6):500-506.

75. Tanaka, Akiko, Kyoko Ohno-Matsui, et al. (2010). Prevalence of strabismus in patients with pathologic myopia. J Med Dent Sci 57(1):75-82.

76. Tang, Shu Min, Rachel Y. T. Chan, et al. (2016). Refractive Errors and Concomitant Strabismus: A Systematic Review and Meta-analysis. Sci Rep 6:35177.

77. Thompson, John T. and David L. Guyton. (1983). Ophthalmic prisms.Measurement errors and how to minimize them. Ophthalmology 90(3):204-210.

78. Tugcu, Betul, Sonmezay, et al. (2017). Botulinum toxin as an adjunct to monocular recession-resection surgery for large-angle sensory strabismus. J AAPOS 21(2):117-120.

79. VanderVeen, Deborah K., Don L. Bremer, et al. (2011). Prevalence and course of strabismus through age 6 years in participants of the Early Treatment for Retinopathy of Prematurity randomized trial. J AAPOS 15(6):536-540.

80. von Noorden Gunter K. and Campos Emilio C., Eds. (2002). Esotropia in Myopia. In Binocular vision and ocular motility: Theory and Management, 6th edition, edited by Gunter K. von Noorden and Emilio C. Campos, p 338. St.Louis: Mosby.

81. Wang, Bing, Lihua Wang, et al. (2014). Comparison of different surgery procedures for convergence insufficiency-type intermittent exotropia in children. Br J Ophthalmol 98(10):1409-1413.

82. Yamaguchi, Makoto, Tsuranu Yokoyama, et al. (2010).Surgical procedure for correcting globe dislocation in highly myopic strabismus. Am J Ophthalmol 149(2):341-346 e2.

83. Zheng, Ke Tian Han, Yinan, et al. (2018). Acquired distance esotropia associated with myopia in the young adult. BMC Ophthalmol 18(1):51.

84. Zhu, Hui, Jia-Jia Yu, et al. (2015). Association between childhood strabismus and refractive error in Chinese preschool children. PLoS One 10(3):e0120720.

85. Zou, Di, Clementine Casafina, et al. (2017).Predictors of surgical success in patients with intermittent exotropia. J AAPOS 21(1):15-18.

第六章　松弛眼综合征：老年人水平性和垂直性斜视的病因病理学及治疗

Zia Chaudhuri，Joseph L. Demer　著

钟华红　译

周薇薇　邓宏伟　校

　　摘　要：本章重点介绍了成年获得性斜视——松弛眼综合征的病因、发病机制、临床特征和治疗。高分辨率表面线圈眼眶磁共振成像（MRI）显示，松弛眼综合征是一种由于结缔组织退行性变，导致老年患者出现垂直性和水平性斜视，从而引发的获得性复视。本章将介绍本病的手术及非手术治疗方法。其中，有效的手术方法包括可调节分级直肌肌腱切除术和加强性后徙手术。这2种手术都可以在局部麻醉下进行。松弛眼综合征是一种非神经疾病，可以通过手术等方法进行治疗，普通眼科医生和斜视专科医生应对该病有一定的认知及了解，特别是对老年患者此病的高度警觉，可以避免临床进行昂贵且无法定论的神经学方面的检查，同时帮助我们早期诊断、进一步转诊及采取适当的治疗方式治疗此种获得性复视。

　　关键词：松弛眼综合征；发散麻痹性内斜视；眼球垂直性斜视；上直肌 - 外直肌带；年龄相关性集合不足型内斜视

第一节　引　言

　　斜视的发生传统上认为是由神经源性、肌肉源性或限制性因素引起。目前，一个相对较新的发现，即眼外肌（EOM）路径及眼眶内结缔组织 Pulley 结构的异常亦可对斜视的发生起到一定作用。通过高分辨率表面线圈眼眶 MRI 客观地发现，EOM 路径的异常，改变了 EOM 的牵拉方向从而导致斜视的发生。这些 Pulley 结构位置的异常可通过眼眶成像来定量化。先天性和获得性"Pulley 结构"异常可以统一归类为"Pulley 结构异常疾病"。通过识别这些类型的患者，对于选择适当的手术治疗具有非常重要的意义。本章特别概述了其中一个最新确定的疾病，即松弛眼综合征（SES）。

第二节　松弛眼综合征

临床上，对于成年人（尤其老年人）突然出现的获得性复视，通常认为可能是神经系统方面发生异常，需要进行多种且较昂贵的神经系统方面的检查（Lim 等，1995；Jacobson 等，2000）。本章概述了一种非神经性病因导致的老年人获得性复视疾病，主要是由于眼眶组织老化导致的 SES（Rutar 和 Demer，2009；Chaudhuri 和 Demer，2013）。

Pulley 结构是眼外肌的功能起始点，可以防止眼外肌从肌肉圆锥脱位。LR-SR 带是一种起源于上直肌（SR）Pulley 结构外侧边缘并终止于外直肌（LR）Pulley 结构上缘的韧带（Kono 等，2002）。LR-SR 带的双侧对称退化导致外直肌 Pulley 结构双侧松弛向下偏移，从而导致外直肌的一部分外展作用转化成下转作用，进而出现视远时内斜视的情况（Chaudhuri 和 Demer，2012）。这种情况曾经被称为发散麻痹性内斜视（DPE）、分开不足（divergence insufficiency，DI）型内斜视以及年龄相关性集合不足型内斜视（Jacobson，2000；Mittelman，2006；Chaudhuri 和 Demer，2012，2013，2013；Repka 和 Downing，2014）。年龄相关性集合不足型内斜视（ARDE）患者临床更倾向表现为视远时内斜视，而视近无症状（Chaudhuri 和 Demer，2013）。ARDE 除了视远距离时的小到中度内斜视，其余情况表现为正常的近距离融合，并且眼球内转和外展运动正常。需与本病相鉴别的是外直肌麻痹，该病表现为视远时更大角度的内斜视，麻痹眼外转受限，外转运动速度减缓（Chaudhuri 和 Demer，2012；2013）。

非对称性的外直肌 Pulley 结构向下偏移，会出现小角度的旋转垂直性斜视（CVS）（Chaudhuri 和 Demer，2013）。在每个病例中，外直肌 Pulley 结构向下偏移更明显的眼球，则表现为该眼球下斜，且比高位眼有更明显的外旋（Chaudhuri 和 Demer，2013）。SES 中的 CVS 与上斜肌麻痹（superior oblique palsy，SOP）鉴别的一个重要临床线索是，SES 中下斜眼是外旋状态，但在 SOP 中，则高位眼呈外旋。SES 的其他临床表现包括上睑下垂、上睑沟深陷畸形和上视运动受限（图 6-1）。这是由于内外直肌 Pulley 结构下移造成（Chaudhuri 和 Demer，2013）。因此，MRI 检查支持了 SES 的临床表现，为 SES 的诊断提供了有力依据。

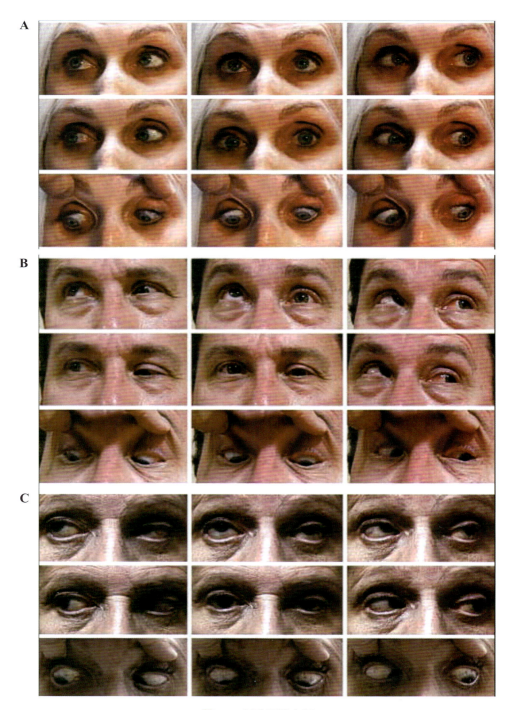

图 6-1　松弛眼综合征

A. 上睑沟深陷畸形、左眼下斜伴视远内斜，存在明显的双眼向上运动受限；B. 左眼上睑下垂、左眼下斜及明显的向上运动受限；C. 左眼睑松弛及上睑下垂、上睑沟深陷明显并伴下斜 [摘自 *JAMA*; Zia Chaudhuri and Joseph L Demer. Sagging Eye Syndrome. Connective tissue involution as a cause of horizontal and vertical strabismus in older patients. (2013). *JAMA Ophthalmology* 131 (5): 619- 625.]

　　与年轻患者相比，老年人出现双眼复视多由于机械因素引起，而非神经因素导致，因此手术治疗预后相对较好（图 6-2~ 图 6-4）。有研究统计，在平均年龄为 62 岁的非斜视老年组（其中约 2/3 为女性）中，其 LR-SR 带长度比年轻受试者（平均年龄 23 岁）长约 50%。64% 的 ARDE 患者眼眶中出现 LR-SR 带的破裂；而 91% 的 CVS 患者眼眶中出现 LR-SR 带的破裂（Chaudhuri 和 Demer，2013；Goseki 等，2020）。SES 患者中 LR-SR 带破裂的高发生率，为 SES 患者偶发病例报道中突然出现眼部疼痛并伴有水平性和垂直性复视的临床表现提供了解剖学依据，并提示了 SES 中的垂直性斜视与 LR 走行方向相关联的机械机制（图 6-2）。

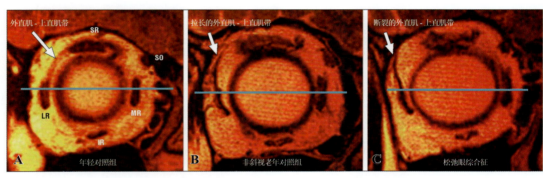

图 6-2　使用快速自旋回波 T$_2$ 加权成像，眼眶在横断面的 MRI 图像

A. 显示年轻人（对照组）LR-SR 带，与通过眼球中心绘制的水平参考线相比，LR 的正常垂直位置；B. 显示非斜视老年（对照组）LR-SR 带明显拉伸与 LR 肌肉下移相关；C. 松弛眼综合征（SES）中由于 LR-SR 带破裂导致 LR 下移。SR：上直肌；LR：外直肌；IR：下直肌；MR：内直肌；SO：上斜肌 [摘自 *JAMA*; Zia Chaudhuri and Joseph L Demer. Sagging Eye Syndrome. Connective tissue involution as a cause of horizontal and vertical strabismus in older patients. (2013). *JAMA Ophthalmology* 131 (5): 619- 625.]

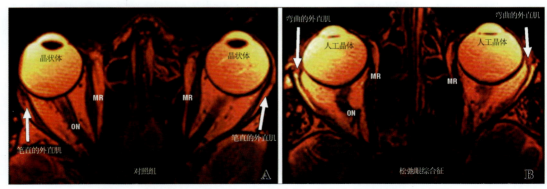

图 6-3　使用快速自旋回波 T$_2$ 加权成像，眼眶在横断面的 MRI 图像

A. 年轻健康者（对照组）的内直肌（MR）和外直肌（LR）；B. SES 组外直肌（LR）明显延长和变薄。MR：内直肌；ON：视神经 [摘自 *JAMA*; Zia Chaudhuri and Joseph L Demer. Sagging Eye Syndrome. Connective tissue involution as a cause of horizontal and vertical strabismus in older patients. (2013). *JAMA Ophthalmology* 131 (5): 619- 625.]

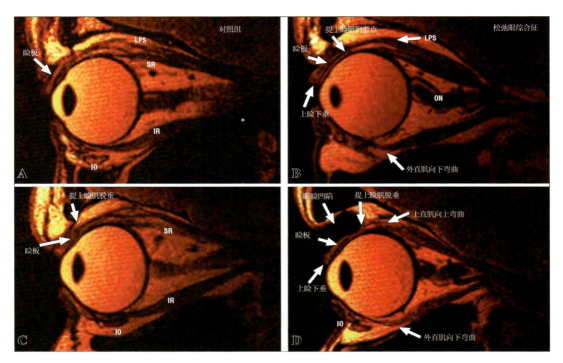

图 6-4　使用快速自旋回波 T$_2$ 加权成像，眼眶近似矢状面的 MRI 图像

A、C. 对照组上直肌（SR）和下直肌（IR）的形态和长度，提上睑肌（LPS）与睑板的位置，以及正常的眼睑解剖结构；B. 1 例松弛眼综合征（SES）中腱膜脱垂和下直肌下垂，提上睑肌（LPS）仅与睑板稍有连接，视神经（ON）呈波状；D. 另 1 例 SES 影像提示提上睑肌脱垂和明显的上睑凹陷，SR 和 IR 明显延长弯曲。LPS：提上睑肌；SR：内直肌；IR：下直肌；ON：视神经；IO：下斜肌 [摘自 *JAMA*; Zia Chaudhuri and Joseph L Demer. Sagging Eye Syndrome. Connective tissue involution as a cause of horizontal and vertical strabismus in older patients. (2013). *JAMA Ophthalmology* 131 (5): 619- 625.]

　　据推测，当 LR-SR 带弹性下降发生破裂时，LR Pulley 结构可能会突然下移并倾斜成一定角度，这个过程通常可能较为缓慢且无痛。CVS 中下斜程度与水平直肌 Pulley 结构下移的程度相关（图 6-5）（Chaudhuri 和 Demer，2013）。有趣的是，在 SES 的每种分类中，无论是单纯 ARDE、ARDE 联合 CVS，还是单纯 CVS，眼外直肌长度都会出现 25%~40% 的延长（图 6-2 和图 6-3）。而其他类型的水平斜视中没有观察到眼外直肌延长现象（Rabinowitz 和 Demer，2014）。

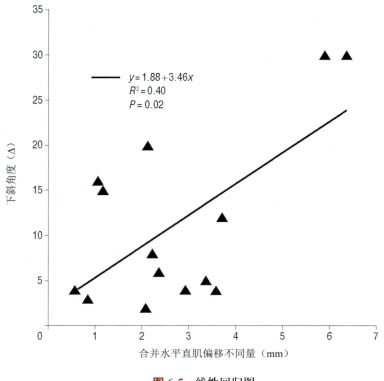

图 6-5　线性回归图

提示双眼水平直肌向下偏移的差异（包括外直肌和内直肌向下偏移）与旋转垂直性斜视的垂直斜度之间存在显著相关性 [摘自 *JAMA*; Zia Chaudhuri and Joseph L Demer. Sagging Eye Syndrome. Connective tissue involution as a cause of horizontal and vertical strabismus in older patients. (2013). *JAMA Ophthalmology* 131 (5): 619- 625.]

　　高分辨率表面线圈眼眶 MRI 提示，与对照组的健康者相比，在 SES 患者中四条直肌 Pulley 结构位置均发生偏离（Chaudhuri 和 Demer，2013）。表 6-1 和表 6-2 显示了在 ARDE 和 CVS 患者，以及年轻和老年对照组中，Pulley 结构位移、外直肌长度和 LR-SR 带长度的检测情况。提示随着年龄的增长，外直肌 Pulley 结构位置明显偏移，尤其是外直肌（LR）和下直肌（IR）。与各年龄段组的正常对照组相比，SES 病例（包括 DPE 和 CVS）中观察到了 LR-SR 带的明显延长和破裂。

表6-1　直肌 Pulley 结构距眼球中心位置

分组	直肌 Pulley 结构距眼球中心位置 直肌，平均值（标准差），mm							
	内直肌		上直肌		外直肌		下直肌	
	外侧	上侧	外侧	上侧	外侧	上侧	外侧	上侧
DPE 组	−12.15（0.69）[a]	−3.51（2.0）[a]	−2.31（3.52）	10.18（0.69）	14.13（1.56）[a]	−6.2（1.6）[a]	1.36（2.27）[a]	−15.17（1.17）[a]
CVS 组								
上斜组	−12.8（1.39）	−2.2（2.03）	−2.8（2.6）	10.9（1.2）	14.4（1.49）[b]	−6.1（3.7）[b]	0.2（1.68）[b]	−15.6（2.27）[b]
下斜组	−12.8（1.51）[c]	−2.7（1.6）[c]	−2.8（3.23）[c]	10.5（1.23）[c]	14（1.54）[c]	−8.8（3.5）[c]	0.8（1.88）[c]	−16.6（1.91）[c]
对照组								
老年组	−14.5（0.9）[a]	−1.05（1.11）	−2.06（1.85）	11.5（1.11）	10.13（0.8）[a,b,c]	−2.03（1.7）[a,c]	−5.14（0.9）[a,b,c]	−12.6（0.83）[a,b,c]
青年组	−14.4（1.01）[a,c]	−0.1（1.24）[a,c]	−2.3（0.9）	11.8（0.84）[c]	10.1（0.6）[a,b,c]	−0.3（1.03）[a,b,c]	−5.4（0.9）[a,b,c]	−12.2（1.01）[a,b,c]

注：CVS：旋转垂直性斜视；DPE：发散麻痹性内斜视
[a] DPE 组与对照组之间存在显著差异（P<0.005）
[b] CVS 组垂直性斜视与对照组之间存在显著差异
[c] CVS 组垂直性斜视与对照组之间存在显著差异 [摘自 JAMA; Zia Chaudhuri and Joseph L Demer. Sagging Eye Syndrome. Connective tissue involution as a cause of horizontal and vertical strabismus in older patients. (2013). JAMA Ophthalmology 131 (5): 619-625.]

表 6-2　直肌及外直肌 - 上直肌（LR-SR）带

直肌及外直肌 - 上直肌（LR-SR）带						
直肌长度，平均值（标准差），mm				LR-SR 带		
分组	内直肌	上直肌	外直肌	下直肌	长度[a]	斜角[a]	断裂比例(%)
DPE 组	37.8（16.4）	40.7（1.2）	45.3（16.0）	37.0（4.7）	12.7（5.6）	22.4（5.6）	64
CVS 组	39.4（6.2）	43.4（3.9）	46.8（5.8）	42.1（5.7）	14.1（5.6）	23.6（13.1）	91
老年对照组	29.2（7.2）	37（4.0）	30.9（14.2）	39.3（4.3）	12.4（2.9）	17.6（7.2）	0
青年对照组	31.0（5.5）	36.1（2.9）	32.6（5.6）	39.4（2.8）	8.5（1.5）	5.7（8.9）	0

注：CVS：旋转垂直性斜视；DPE：发散麻痹性内斜视；LR-SR：外直肌 - 上直肌带
[a] 数值表示未发生 LR-SR 带断裂的病例 [摘自 *JAMA*; Zia Chaudhuri and Joseph L Demer. Sagging Eye Syndrome. Connective tissue involution as a cause of horizontal and vertical strabismus in older patients. (2013). *JAMA Ophthalmology* 131(5): 619- 625.]

第三节　关于松弛眼综合征导致的获得性麻痹性斜视的治疗

松弛眼综合征（SES）患者中，由于眼外肌 Pulley 结构的移位，导致眼外肌从起始点延伸至巩膜肌止端的路径变长，解释了 SES 患者眼外直肌肌肉拉长的原因。其长度比正常眼外直肌增长约 40%（约 14 mm）（见图 6-3 和图 6-4）。由于眼外直肌的增长，提示在 SES 的患者中进行眼外肌手术治疗斜视时，直肌后徙量可能需要增加（Chaudhuri 和 Demer，2012）。

SES 患者可以通过外观和眼球运动情况进行诊断。SES 的典型特征包括腱膜性上睑下垂、上睑沟深陷畸形和高眼睑皱褶（Chaudhuri 和 Demer，2013）。一项病例对照研究发现，SES 是一种持续性与年龄相关的眼眶机械变化的疾病，表现为特定的附着表型异常（Ugradar 等，2020）。由于这些附着表型的特异性变化，当老年人出现获得性复视时，临床上更容易作出松弛眼综合征的诊断。这样能避免大多数病例进行神经学诊断和影像学检查。不过，也需要注意，SES 可能与其他疾病同时存在，尤其是老年人。

由于 SES 中水平性和垂直性斜视的机械病因，局部麻醉下进行斜视调整手术方案及术后评价患者手术效果等情况，在改善 SES 复视方面具有重要价值。内直肌后徙可以有效治疗 ARDE，而不会引起近距离集合不足。然而，术中针对复视改善的评估结果显示，相比于其他常规的共同性内斜视斜的视度，SES 患者需要增加内直肌后徙量才能消除与术前内斜视程度相对应的复视（Chaudhuri 和 Demer，2012）。而外直肌缩短并非如此，外直肌缩短仍按传统矫正斜视量表计算即可（Parks，2002）。这种情况的原因尚不明确，可能与 SES 中眼外肌的拉长有关。图 6-6 提示，内直肌后徙治疗 ARDE 的手术量 - 效反应，仅相对于 Parks 等对常规共同性内斜视的推荐手术量 - 效反应的一半，而外直肌缩短则保持手术量 - 效不变。表 6-3 评估 ARDE 患者在术中达到正位时的实际内直肌后徙量（Chaudhuri 和 Demer，2012）。

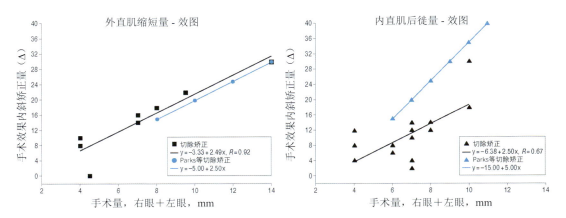

图 6-6　发散麻痹性内斜视的双眼外直肌（LR）缩短（左图）或内直肌（MR）后徙（右图）的手术量 - 效图

黑色符号和线性回归线表示 LR 缩短（正方形）和 MR 后徙（三角形）手术量 - 效值，相应的蓝色符号和线性回归线表示 Parks 等手术量 - 效推荐值。图中可示，MR 后徙的常规矫正斜视度量为 5.00 PD/mm，LR 缩短联合 MR 后徙，或 LR 缩短的矫正斜视度量 - 效情况几乎是常规矫正斜视度的一半，约为 2.50 PD/mm（引申：当使用内直肌后徙术矫正 SES 时，需要根据目标角度加倍设计手术量，当使用外直肌缩短或折叠术矫正 SES 内斜视时，可以参考常规正常的目标角度设计手术量）。这提示 MR 后徙治疗发散麻痹性内斜视的手术量 - 效是 Parks 等常规共同性内斜视手术量 - 效的一半 [摘自 *JAMA*; Zia Chaudhuri and Joseph L Demer. Medial rectus recession is as effective as lateral rectus resection in divergence paralysis esotropia. (2012). *Arch Ophthalmol* 130(10): 1280–1284.]

表 6-3　DPE 中内直肌后徙建议手术量

视远内斜度（Δ）	常规内直肌后徙（mm）[a]矫正斜视度	DPE 患者内直肌后徙（mm）参考矫正斜视度
7.5	—	3
10	—	3.5
15	3	4.5
20	3.5	5.5
25	4	6
30	4.5	—
35	5	—
40	5.5	—

注：DPE：发散麻痹性内斜视；MR. 内直肌；Δ：棱镜度
[a]Parks 推荐手术量 - 效 [摘自 *JAMA*; Zia Chaudhuri and Joseph L Demer. Medial rectus recession is as effective as lateral rectus resection in divergence paralysis esotropia. (2012). *Arch Ophthalmol* 130 (10): 1280-1284.]

对于小角度的 CVS，我们建议采用不对称分级垂直直肌切除术（GVRT），手术根据所测垂直性斜视度的情况定量切开垂直直肌肌腱百分比。对低位眼下直肌颞侧行约 40% 的肌腱切断，可矫正 2 PD 的垂直性斜视；行 60% 的肌腱切断，矫正 4 PD 的垂直性斜视；80% 的肌腱切断，则矫正 6 PD 的垂直性斜视（图 6-7）。如果需要做更多的垂直肌手术量来改善复视，可以同时或行二期手术，将上斜眼的上直肌鼻侧部分肌腱切开（Chaudhuri 和 Demer，2016）。虽然通过单侧眼垂直肌肌腱行 90% 切开，可最大纠正垂直性斜视 10 PD，但这种程度的垂直性斜视最好采取传统的可调节缝线垂直肌后徙术进行治疗。如果必要，术中可将垂直直肌分级切除术转为传统的直肌后徙术。垂直直肌分级切除术矫正垂直斜角量与既往传统研究相符（Scott，2000，2006；Yim 等，2004），有建议称 60%~70% 的垂直直肌切除可以矫正 4 PD 的垂直斜的量。当然，由于手术效果存在比较大的可变性，因此建议逐步分期方式进行手术，仅将这些建议作为初始手术的指南，并需在术中评估复视改善的情况。图 6-8 展示了垂直直肌分级切除术的手术步骤。表 6-4 显示了 SES 手术后大约 1 年眼斜视度的平均改善程度。GVRT 的一个重要优点是操作简单，适合局部麻醉下进行，且可避免损伤血管，在设计对多条眼外肌同时或多次手术时可能非常有用（Chaudhuri 和 Demer，2016）。

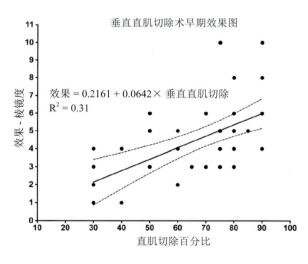

图 6-7　线性回归图

37 例上斜视患者进行下直肌或上直肌垂直直肌分级切除术的百分比效果图。某些符号有重叠。虚线区域表示 95% 置信区间 [摘自 *BMJ*; Zia Chaudhuri and Joseph L Demer. Graded vertical rectus tenotomy for small angle cyclovertical strabismus in sagging eye syndrome. (2016). *Br J Ophthalmol* 100 648-651.]

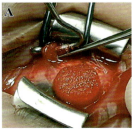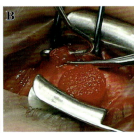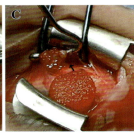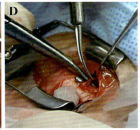

图 6-8 A~C. 穹隆部结膜切开并双极电凝止血，肌止端切开部分下直肌肌腱，切开量以总肌腱束肌止端的一定百分比进行；D. 可在睫状血管下方分离肌肉，以保护血管 [摘自 *BMJ*; Zia Chaudhuri and Joseph L Demer. Graded vertical rectus tenotomy for small angle cyclovertical strabismus in sagging eye syndrome. (2016). *Br J Ophthalmol* 100 648-651.]

表 6-4 松弛眼综合征患者手术前后斜视度情况

斜视度	术前斜视度	术后早期斜视度	术后随访末期（317 天）斜视度
视远内斜度	4.2 ± 7.5Δ	0.4 ± 2.4Δ	1.2 ± 3.6Δ
下斜视度	4.7 ± 5.9Δ	0.2 ± 0.9Δ	1.1 ± 2.1Δ

注：视远内斜视、垂直性斜视度情况，术前、术后早期和术后晚期相比均有显著性差异 *（$P < 0.05$）[摘自 Taylor and Francis; Zia Chaudhuri and Joseph L Demer. Long-term surgical outcomes in the sagging eye syndrome. (2018). *Strabismus* 26(1): 6-10.]

　　SES 的基本病因是与年龄相关的结缔组织退化，我们必须意识到针对 SES 复视进行的斜视手术，术后这种退化仍会存在，复视可能还会继续进展。SES 中的进行性结缔组织退化可能导致约 20% 的患者在平均 1 年的随访期内出现复发，而不论之前曾采用何种斜视手术方式（Chaudhuri 和 Demer，2018）。这个风险应该在术前向患者解释清楚，以便他们有一个真实的预期效果。SES 的治疗方案包括三棱镜眼镜治疗，可作为斜视手术替代的常规选择，亦可作为斜视手术的辅助治疗（斜视术后残留复视）以及后期复发的处理选择。也可以根据个体情况评估复发或残余偏斜导致复视情况，从而计划再次斜视手术（Chaudhuri 和 Demer，2018）。有同一机构随访回顾性分析研究提示，在 SES 术后病例中，80% 的患者眼位矫正满意，并在术后平均 1 年的随访期内无症状出现（Chaudhuri 和 Demer，2018）。表 6-5 和表 6-6 为，大约 20 年的时间内对同一机构的 93 例 SES 患者进行了小角度斜视矫正手术，对此群体随访至少 1 年时间内复发后进行手术情况（Chaudhuri 和 Demer，2018）。

表 6-5　松弛眼综合征手术方式及复发情况

手术方式	手术例数	复发例数	复发百分比
内直肌后徙	28	4	14
外直肌缩短	8	2	25
外直肌折叠	1	0	0
外直肌折叠联合上直肌转位术	6	4	67
垂直直肌分级切除术	41	7	17
垂直肌缩短术	9	2	22
合计	93	19	20

注：经许可转载自 Taylor and Francis; Zia Chaudhuri and Joseph L Demer. Long-term surgical outcomes in the sagging eye syndrome. (2018). *Strabismus* 26(1): 6-10

表 6-6　松弛眼综合征复发后手术情况

初始手术方式	复发例数	再次手术方案
内直肌后徙	4	（1）2 例外直肌缩短 （2）1 例外直肌折叠 （3）1 例佩戴三棱镜
外直肌缩短	2	2 例内直肌后徙
垂直直肌分级切除术	7	（1）4 例对侧上直肌分级切除术 （2）1 例同侧下直肌手术 （3）2 例佩戴三棱镜
垂直直肌缩短术	2	（1）1 例同侧上直肌折叠术 （2）1 例佩戴三棱镜）

注：经许可转载自 Reproduced with permission from Taylor and Francis; Zia Chaudhuri and Joseph L Demer. Long-term surgical outcomes in the sagging eye syndrome. (2018). *Strabismus* 26(1): 6-10.

　　对 945 名 40 岁以上的受试者进行了一项回顾性病例调查研究，这些受试者均主诉双眼视物重影而在同一机构就诊。结果显示，297 例（31%）受试者的病因是 SES。在 40~50 岁患者中，由于 SES 导致双眼重影的比例为 4.7%，而在 90 岁以上的患者中增加至 61%，再次强调了 SES 的发生是由于年龄相关的退行性病因引起（Goseki 等，2020）。与早期较小样本的临床观察相一致，女性比男性更容易受到这种退行性过程的影响（Chaudhuri 和 Demer，2013）。与单纯 ARDE 相比，CVS 或 ARDE 与 CVS 的联合发生更常见，再次强调这种退行性病变是一个连续过程，LR Pulley 结构向下偏移可能最初是单侧和不对称的，但后来会变成双侧和对称的。这项回顾性调查研究报道的 SES

患者中，有 50% 接受了个体化斜视手术治疗，术后复视都得到了有效的改善（Goseki 等，2020）。

<h1 style="text-align:center">第四节　结　论</h1>

SES 是老年人中双眼视物重影的一个重要原因，尤其是在白种人群中，SES 占老年人所有新发双眼重影的 1/3。相对于许多神经系统疾病而言，SES 并没有那么危险。临床上疑似并诊断出 SES，可以避免非必要的神经系统方面检查，而这些非必要的检查对 SES 的诊断及治疗作用甚微。SES 在女性中更常见。并总结了包括 CVS 和 ARDE 在内的临床特征分类，CVS 和 ARDE 可单独出现，也可同时出现。确诊的 SES 患者，通过斜视矫正手术，大多数病例双眼视物重影情况得到改善。然而，由于与年龄相关的附属器官和结缔组织退行性改变是进行性的，术后随着时间的推移，双眼视物重影可能还会复发。术前应向患者解释这一情况，以便他们对治疗结果有所预判。

致谢：这项工作得到了美国国家眼科研究所（National Eye Institute）的 EY008313 号研究经费以及 Research to Prevent Blindness 的支持。

Zia Chaudhuri 的工作得到了印度政府（GOI）科学技术部（DST）的 BOYSCAST 奖学金支持，项目编号：BT/MB/IndoUS/VR/02/2013，并且得到了生物技术部（DBT）GOI 项目编号：EMR/2016/005829 的科学与工程研究委员会（SERB）的支持。

参考文献

1. Chaudhuri, Zia and Joseph L Demer. (2012). Medial rectus recession is as effective as lateral rectus resection in divergence paralysis esotropia. Arch Ophthalmology 130(10):1280-1284.

2. Chaudhuri, Zia and Joseph L Demer. (2013). Divergence insufficiency esotropia is a misnomer-reply. JAMA Ophthalmol 131(4):547-548.

3. Chaudhuri, Zia and Joseph L Demer. (2013). Sagging eye syndrome:Connective tissue involution as a cause of horizontal and vertical strabismus in older patients. JAMA Ophthalmol 131(5):619-625.

4. Chaudhuri, Zia and Joseph L Demer. (2016). Graded Vertical Rectus Tenotomy for small-angle

strabismus in sagging eye syndrome. Br J Ophthalmol 100 (5): 648-651.

5. Chaudhuri, Zia and Joseph L Demer. (2018). Long term surgical outcomes in the saggng eye syndrome. Strabismus 26(1):6-10.

6. Goseki, Toshiaki, Soh Youn Suh, et al. (2020). Prevelance of sagging eye syndrome in adults with binocular diplopia. Am J Ophthalmol 209: 5- 61.

7. Jacobson, Daniel M. (2000). Divergence insufficiency revisited: natural history of idiopathic cases and neurologic associations. Arch Ophthalmol 118(9):1237-1241.

8. Kono, Reika, Vadims Poukens, et al. (2002). Quantitative analysis of the structure of the human extraocular muscle Pulley system.Invest Ophthalmol Vis Sci 43(9):2923-2932.

9. Lim, Lucious, Arthur L. Rosenbaum, et al. (1995). Saccadic velocity analysis in patients with divergence paralysis. J Pediatr Ophthalmol Strabismus 32(2):76-81.

10. Mittelman, David. 2006. Age-related distance esotropia. J AAPOS 10(3):212-213.

11. Parks, Michael Miller, Paul R. Mitchell, et al. (2002).Concomitant Esodeviations. In Duane's Foundations of Clinical Ophthalmology, Vol 1, edited by William Tasman and Edward A.Jaeger, Philadelphia: Lippincott Williams & Wilkins.

12. Rabinowitz, Ronen and Joseph L. Demer. (2014). Muscle path length in horizontal strabismus. J AAPOS 18(1):4-9.

13. Repka, Michael X. and Eric Downing. (2014). Characteristics and surgical results in patients with age-related divergence insufficiency esotropia. J AAPOS 18(4):370-373.

14. Rutar, Tina and Joseph L. Demer. (2009). Heavy eye syndrome in the absence of high myopia: A connective tissue degeneration in elderly strabismic patients. J AAPOS 13(1):36-44.

15. Scott, Alan B. (2000). Graded rectus muscle tenotomy for small deviations. (2000) In Proceedings of the Jampolsky Festschrift, San Francisco, The Smith-Kettlewell Eye Research Institute, 215-216.

16. Scott, Alan B. (2006). Graded Rectus Muscle Tenotomy. Arch Chil Oftal 63:127-128.

17. Ugradar, Shoaib, Sarala Joshi, et al. 2020. The adnexal phenotype of sagging eye syndrome. Ophthalmic Plast Reconstr 36(5): 475-477.

18. Yim, Hye Bin, Albert W. Biglan, et al. 2004. Graded partial tenotomy of vertical rectus muscles for treatment of hypertropia. Trans Am Ophthalmol Soc 102:169-175.

第七章　获得性脑损伤引起的斜视

Fiona J. Rowe　著

陶政旸　译

彭诗茗　邓宏伟　校

摘　要： 斜视是一种眼位异常，表现为注视眼与非注视眼不协调。斜视可表现为内斜视（眼位会聚）、外斜视（眼位散开）、上斜视（眼位升高）、下斜视（眼位降低）或旋转斜视（眼位呈外旋或内旋）。在获得性脑损伤中，多种类型的脑损伤可干扰眼球运动或双眼视功能，从而导致斜视的发生。

本章主要讨论核上性障碍、脑神经麻痹和知觉性斜视类型。核上性障碍可损害集合分开运动通路，引起集合麻痹、集合不足、集合痉挛和分开麻痹。核上性障碍也可导致凝视麻痹，包括核间性眼肌麻痹中的水平凝视麻痹、一个半综合征，以及双上转肌麻痹中的垂直凝视麻痹、双下转肌麻痹和垂直一个半综合征。脑神经麻痹可影响第Ⅲ、第Ⅳ或第Ⅵ脑神经，或上述情况并存（所致眼肌麻痹）。各种类型的脑神经麻痹包括周期性痉挛、眼肌麻痹性偏头痛、上斜肌肌纤维阵挛以及神经性眼肌强直。知觉性斜视类型则包括半侧视野滑动现象、中枢性融合障碍、周期性内斜视、反向偏斜、失代偿性隐斜及皮质性外斜视。本章进一步探讨了全面评估斜视所需要的临床研究方面的内容。

关键词： 脑损伤；斜视；内斜视；外斜视；核间性眼肌麻痹；脑神经麻痹

第一节　引　言

获得性脑损伤是指出生后因各种原因引起的脑损伤，包括局灶性损伤（如脑卒中、肿瘤）、创伤性损伤和中枢神经系统（central nervous system，CNS）感染，但不包括遗传性、先天性因素以及围产期原因所致脑损伤。斜视和眼球运动障碍是获得性脑损伤中的常见并发症。在这种情况下，斜视既可以表现为水平性斜视，也可能是垂直或旋转性斜视；既可能作为获得性脑损伤的直接后果，也可能与获得性脑损伤引起的眼动障碍（如眼脑神经麻痹和凝视麻痹等）有关。图 7-1 对获得性脑损伤导致的斜视进行了概述。本章将在后续内容中对其详述。

一、核上性障碍

涉及核上性控制通路的器质性障碍包括快速扫视运动障碍、缓慢追随运动障碍、集合分开运动障碍以及凝视麻痹。导致这些运动障碍的损伤定位于眼球运动神经核以上的高级通路，包括脑皮质、皮质通路、皮质下中枢、中脑、脑桥、小脑和前庭功能障碍。快速扫视运动和缓慢追随运动障碍通常同时并且对称发生，因此斜视在该类型的眼球运动障碍中并不常见。然而，在集合运动障碍和凝视麻痹的情况下则可导致相关斜视（图7-1）。

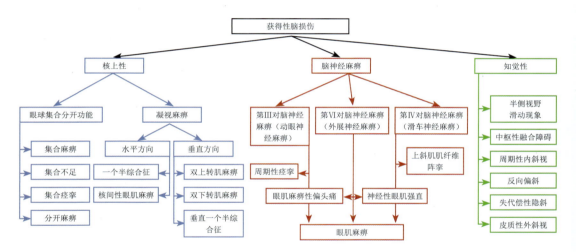

图 7-1 获得性脑损伤所致斜视后果概述流程图（* 此处仅作概述，并非详尽的列表）

（一）集合分开运动障碍

1. 集合麻痹

在集合麻痹中，近距离固视时出现外斜视伴交叉复视。在远距离固视时，则表现为向外显斜或向外隐斜。需要注意，对集合麻痹的患者进行眼球运动检查时，双眼运动和单眼运动内转均正常，这是重要的鉴别诊断要点。但是双眼融合功能缺失。脑损伤病变通常定位于中脑头侧（Ohtsuka 等，1993，2002；Ciuffreda 等，2007）。

2. 集合痉挛

双眼过度集合会引起近、远距离注视时大角度的间歇性内斜视，并且通常会伴有同侧复视。这种情况下通常伴有调节痉挛及瞳孔缩小，并伴有视力模糊症状和假性近视的发生。虽然外直肌（LR）功能最初可能受损，但外展诱导试验时外直肌仍能保持正常的外展运动范围。如果上述情况由脑损伤引起，则大脑病变通常位于中脑，如创伤、占位或血管病变。然而，大多数情况下集合痉挛都是非器质性的（Knapp 等，2002；Chan 和 Trobe，2002）。

3. 集合不足

在集合不足的情况下，斜视表现为近距离注视时出现，且伴有交叉复视的外斜视（Searle 和 Rowe，2016）。中枢损伤定位于中脑，常见于闭合性头部损伤中，尤其是在伴随较长时间的意识丧失和认知障碍的情况下（Ciuffreda 等，2007）。

4. 分开麻痹

在分开麻痹时，斜视表现为远距离注视时出现内斜视，伴同侧复视（Roper-Hall，2008）。在近距离注视时，既可出现内斜视，也可表现为内隐斜。外转眼球运动评估往往正常，由此可与第Ⅵ对脑神经（外展神经）麻痹进行鉴别诊断。另外，可以观察到患者两眼无法分开注视的临床表现。导致分开麻痹的脑部损伤通常定位于脑干和小脑结构（Roper Hall 和 Burde，1987）。分开麻痹被认为是非特异性的，可能由多种原因导致，如血管病变、白血病、Miller-Fisher 综合征等，而非明确的单一病变所引起（Ogura 等，2005）。

（二）凝视麻痹

凝视麻痹是指眼不能通过扫视或在水平和（或）垂直方向上的平稳追随来注视物体。大部分凝视麻痹是共轭并对称的，因此不合并斜视。非共轭凝视麻痹常伴有斜视。

（三）垂直凝视麻痹

1. 双下转肌麻痹

双下转肌麻痹引起的斜视表现为受累眼上斜视并伴有垂直复视。由于受累眼的下转运动受限，患者常通过下颌内收的异常代偿头位（abnormal head posture，AHP）来帮助维持双眼视功能。脑损伤可能是单侧病变，影响内侧纵束间质（rostral interstitial nucleus of the medial longitudinal fasciculus，riMLF）头端的投射纤维，如旁正中丘脑梗死（Pal 等，2009）。

2. 双上转肌麻痹

在双上转肌麻痹患者中，由于患眼的上转功能受限，斜视通常表现为患眼下斜视，并伴有垂直复视。在大部分情况下，对侧眼向前注视时患眼处于偏下方的眼位，因此患眼常表现为假性上睑下垂。但在临床上，我们也不能忽略双上转肌麻痹合并真性上睑下垂的可能性。有时患者为了维持双眼视功能，会采用下颌抬高的代偿头位。另外，Bell征（眼睑闭合时眼球不自主向上运动现象）减弱是十分常见的。引起双上转肌麻痹的脑部病变通常位于中脑上部，影响同侧支配眼球上转的 riMLF 纤维。在某些情况下，位于上直肌亚核及其周围的小病变也可导致双上转肌麻痹（Zitter 等，1992；Munoz 和 Page，1994）。

3. 垂直一个半综合征

垂直一个半综合征是一种罕见综合征，具有 2 种不同的表现形式：第一种类型是双侧下转受限，同时伴有单侧上转受限。这将会导致一侧下斜视合并假性上睑下垂；相对的，第二种类型则是双侧上转受限，同时伴有单侧下转受限。这将导致一侧出现上斜视。脑部病变通常涉及丘脑，累及 riMLF 发出的纤维，如丘脑中脑梗死（Bogousslavsky 和 Regli，1984；Sekine 等，2003）。

（四）水平凝视麻痹

1. 核间性眼肌麻痹

核间性眼肌麻痹（internuclear ophthalmoplegia，INO）近距离注视时诱发外斜视伴交叉复视，远距离注视时诱发外显斜和（或）外隐斜。其特征包括受累眼出现内转受限，以及伴有对侧眼外转眼球震颤和视物晃动感。在单侧病变的情况下，集合运动功能可能出现受损，但也可能完全不受影响。集合功能受损的情况见于前部病变，而保留的情况则见于后部病变（Zee，1987）。在核间性眼肌麻痹的外斜视中也可能合并眼球反向偏斜，而在病变区域更广泛时可出现垂直性眼震。核间性眼肌麻痹的脑部病变位于内侧纵束（medial longitudinal fasciculus，MLF），通常在第Ⅲ对脑神经核以下区域，最常见的原因是多发性硬化（尤其是双侧发病的病例），以及脑血管阻塞性疾病（尤其是单侧发病的病例）（Pierrot-Deseilligny，2011）。另外，其他不常见原因包括占位性病变（space occupying lesion，SOL）、感染和外伤。

2. 一个半综合征

一个半综合征引起的斜视表现为近距离注视时的外斜视并伴有交叉复视，远距离注视时表现为外显斜和（或）外隐斜。这是由于核间性眼肌麻痹（INO）导致同侧内转运动受限（即"半个"），并伴有对侧眼的外展性眼球震颤。此外，还会表现出同侧的水平凝视麻痹（也就是"一"）。一个半综合征的脑损伤部位定位于脑桥处，并涉及 MLF 以及同侧的第Ⅵ对脑神经核。MLF 的损伤导致核间性眼外肌麻痹，而第Ⅵ对脑神经核的损伤则会出现水平凝视麻痹。原发病通常为多发性硬化症和涉及基底动脉供应的血管病变（如梗死或出血）（Newton 和 Miner，1991；Pierrot-Deseilligny，2011）。占位性病变或创伤也可能是病因。由于该疾病病变部位的毗邻结构可能同时受累，因此一个半综合征可能合并单侧面神经麻痹（八个半综合征）、双侧面神经麻痹（十五个半综合征）以及单侧面神经和前庭蜗神经麻痹（十六个半综合征），这些都是由于较大的束状病变所引起的不同类型的临床表现综合征（Skaet 和 Huna-Baron，2012）。

二、脑神经麻痹

与眼球运动障碍相关的脑神经麻痹包括第Ⅲ对、第Ⅳ对和第Ⅵ对脑神经麻痹。引起这些麻痹的病变可以发生在细胞核水平，位于脑干束状区或从脑干到眼眶的核下通路。这些脑神经损害可能由血管病变（梗死、出血）、创伤、占位性病变、感染和炎症等原因引起（Dhaliwal 等，2006；Park 等，2008）。

（一）第Ⅲ对脑神经（动眼神经）麻痹

动眼神经麻痹的类型及程度主要取决于发生麻痹的严重程度，即是部分麻痹还是完全麻痹。动眼神经通过 2 条分支控制眼球运动，上支主要支配上直肌（SR）和提上睑肌（levator palpebrae superioris，LPS），而下支则主要负责下直肌（IR）、内直肌（MR）和下斜肌（IO）的运动。此外，传出性副交感瞳孔对光反射通路的神经冲动沿着动眼神经下支进行传递。

在动眼神经完全麻痹时，斜视通常为内转受限（内直肌受累）引起外斜视，如引起上转受限（即上直肌和下斜肌受累）引起下斜视，并可能同时伴有上睑下垂（即提上睑肌受累）和瞳孔散大（即瞳孔对光反射通路受累）。当有限的下转（即下直肌受累）足以和上转受限的程度平衡时，则可能仅出现外斜视而不伴有下斜视。水平复视和垂直复视的因素可能混合存在。但在临床上，患者的复视症状经常被上睑下垂所掩盖。

动眼神经部分麻痹引起的斜视取决于眼外肌受影响的程度。例如，在脑神经核水平上发生的病变，可出现某条眼外肌的单独受累如下（Brown，1957）：单独的内直肌麻痹可形成外斜视，单独的下直肌麻痹可形成上斜视，单独的上直肌麻痹可形成下斜视和单独的下斜肌麻痹可形成下斜视。

值得注意的是，在颅神经核水平，上直肌发出的传出纤维来自对侧核。即右侧动眼神经核团的病变可能导致左眼上直肌功能不足，引发左眼斜视。而对提上睑肌的控制则是双侧的。脑神经核水平的病变可引起单侧动眼神经麻痹，并伴双侧上睑下垂，也可能保留部分提上睑肌功能。

脑损伤如果发生在神经束水平，则除导致第Ⅲ对脑神经麻痹外，还可能伴有额外的神经系统症状。这类综合征包括：① Weber 综合征，包括因皮质脊髓束病变引起的同侧动眼神经麻痹和对侧偏瘫；② Nothnagel 综合征，包括同侧动眼神经麻痹和小脑共济失调；③ Benedikt 综合征，由红核区域病变引起，包括同侧动眼神经麻痹、对侧共济失调和强直性震颤；④ Claude 综合征则同时包括了 Nothnagel 综合征及 Benedikt 综合征的特征。

动眼神经通路在颅内走行的任何部位发生病变都可以导致其出现单侧的核下性麻痹。需要注意，当我们在临床上怀疑患者存在动眼神经麻痹时，有必要仔细对动眼神经支配以外的眼外肌运动进行详细检查。例如，我们可以通过眼球外转程度较容易判断外直肌功能，但是对于由第Ⅳ对脑神经（滑车神经）支配的上斜肌而言，通过眼球转动程度判断眼外肌功能则较困难。其原因在于上斜肌发挥的眼球下转功能仅占眼球下转功能的一部分。因此，临床医生必须检查患者眼球下转时的眼底内旋情况，以明确滑车神经功能是否完整。

在对动眼神经麻痹患者的随访中，尤其是获得性脑损伤是由动脉瘤或创伤造成的情况下，应仔细检查是否存在动眼神经再生现象（Chua，2000；Rossillion 等，2001）。这是一种在动眼神经支配的眼外肌之间发生的异常获得性联动现象，特别是涉及眼睑和瞳孔。动眼神经再生的迹象包括下转、内转时眼睑位置的改变（抬高），或内转、上转、下转时联动引起瞳孔缩小。

获得性脑损伤导致第Ⅲ对脑神经麻痹最常见的病因为后交通动脉的动脉瘤或微小血管病变（如糖尿病）（Goldstein，1960；Rowe 和 Eariss，1999）。当脑动脉瘤引起动眼神经麻痹时，常出现上述瞳孔受累现象，但也可表现正常（Ng，2005）。

1. 眼肌麻痹性偏头痛

动眼神经麻痹伴偏头痛发病较为罕见（Horne，2002）。通常来说，眼肌麻痹和眼痛为典型症状表现。眼肌麻痹性偏头痛可能与第Ⅳ或第Ⅵ对脑神经麻痹有关。导致这种情况出现的脑部病变可能为颈内动脉（internal carotid artery，ICA）扩张压迫海绵窦内神经所致；或血管痉挛影响相关神经的血液供应。

2. 周期性动眼神经麻痹伴痉挛发作

在获得性脑损伤后很少发生累及动眼神经的周期性痉挛。有报道称，在颅底照射治疗颅内肿瘤后患者出现了累及动眼神经的周期性痉挛（Miller 和 Lee，2004；Pierrot-Deseilligny，2011）。该疾病诱发的斜视多与单侧第Ⅲ对脑神经部分麻痹有关，此时斜视常伴随上睑下垂。周期性动眼神经麻痹伴痉挛发作有 2 个阶段：第一阶段是麻痹期，动眼神经麻痹特征明显；第二阶段则是痉挛阶段，可能出现受累眼向内集合、上睑下垂逆转和瞳孔缩小。

（二）第Ⅳ对脑神经（滑车神经）麻痹

滑车神经麻痹可引起同侧上斜视，伴有眼球外旋，并可合并内斜视或外斜视。主要的临床症状为垂直复视和旋转复视，尤其在下方、内转眼位时加重。患者通常会采用头向对侧肩部倾斜（有时也出现下颌内收）的异常代偿头位以维持双眼视功能。

创伤、血管病变、炎症和感染等因素所致的脑损伤可引起滑车神经麻痹。走形在中脑背侧出口的部分滑车神经容易因挫伤或拉伸导致其受损，在严重时甚至可以出现神经撕脱。双侧滑车神经麻痹多由创伤引起。应注意，在一侧神经麻痹明显而另一侧不明显的情况下非常容易漏诊。隐匿的滑车神经麻痹在对侧眼行手术治疗后诱发的眼位偏斜变得显著。在眼球运动的检查中，尤为需要注意观察从右到左注视时的垂直偏斜度及内旋角度的改变。此外，如果在眼球下转时出现更大的眼球内旋角度（通常＞7°），则更能提示存在双侧滑车神经麻痹（Herman，1981）。

在滑车神经麻痹的病例中，斜视的眼球运动评估通常呈"V"型，而双眼眼外肌的肌肉力量由于可能受到不同程度影响，表现为同侧上斜肌不足、同侧下斜肌亢进、对侧下直肌亢进以及对侧上直肌不足。1974 年的 Knapp 分类法根据眼球运动表现的不同类型对滑车神经麻痹进行分类，有助于治疗方案的制定及预后的判断。临床上也可以使用 Bielschowsky 歪头试验对滑车神经麻痹进行辅助诊断。患者在左右方向注视以及头部向左右肩两个方向倾斜时，常可以观察到方向偏向高位眼一侧时双眼之间垂直偏斜度增加。然而，当临床医生作相关疾病鉴别诊断时，并不能完全依靠 Bielschowsky 歪头试验的结果进行判断（Demer 等，2011）。例如，在与反向偏斜鉴别时，需要在坐位和仰卧位进行遮盖试验，如果偏斜角度减少超过 50% 时才表明存在反向偏斜（Wong 等，2011）。

虽然滑车神经麻痹多数是由核下通路病变引起，但核性或神经纤维束病变也可引起。滑车神经麻痹的核性因素可能包括血管性病变、脱髓鞘或外伤因素。在临床上鉴别核性麻痹和神经纤维束病变引起的麻痹几乎是不可能的。后者因为累及中脑背侧下行交感神经通路以及上丘臂中的瞳孔纤维，可能导致中枢霍纳综合征（Horner 综合征）和相对性瞳孔传入障碍（relative afferent pupillary defect，RAPD）。由于滑车神经从滑车神经核出来后即向对侧交叉，因此核性病变及神经纤维束病变引起的麻痹通常位于对侧眼。

关于上斜肌肌纤维痉挛，该疾病诱发的斜视主要表现为垂直方向，并伴有同侧上斜视和垂直复视。上斜肌肌纤维痉挛通常在获得性滑车神经麻痹后形成。眼球运动检查可以发现患者存在反复发作的不自主快速眼球运动，这些运动可以是垂直或旋转的，并伴有间歇性视物晃动感。

据报道，形成上斜肌肌纤维痉挛的原因是核上性输入障碍导致第Ⅳ对脑神经核的运动神经元再生（Hashimoto，2004）。此外，获得性病变可能包括颅内占位性病变或瘘管形成（Webster 和 Leslie，2004）。

（三）第Ⅵ对脑神经（外展神经）麻痹

外展神经麻痹引起的斜视主要是在远距离注视时出现内斜视，并伴有同侧复视。在近距离注视时，可能存在内斜视或内隐斜。内斜视的出现是由于外展功能受限所致。为了维持双眼视功能，患者可能会采取面部转向患侧的代偿头位。

外展神经麻痹的病因在不同年龄组间有所差异。在儿童群体中，最常见的原因是占位性病变、感染、炎症和外伤（Storm，2010）。在婴幼儿中，病变通常是良性的。在年轻的成年人群体中，病因包括外伤、占位性病变和炎症。而在老年人群体中，最常见的病因则是血管性（缺血、出血）病变、微血管性病变和占位性病变。外展神经麻痹通常被认为存在假定位体征：当颅内压增高时，容易沿着颅内压力传导通道对外展神经产生影响。由于外展神经在颅内走行的位置较长且缺乏保护，因此，外展神经是最常见单独受累导致麻痹的脑神经（Brinvar 等，2007）。

外展神经麻痹可以由神经纤维束病变或核下性病变引起。需要注意的是，外展神经核性病变会引起同侧水平注视麻痹。神经纤维束病变的外展神经麻痹则可能伴有同侧面瘫、Horner 综合征、面部感觉丧失和外周性耳聋等特征。偏瘫是由于外展神经纤维束的受累，而 Horner 综合征则是由交感神经瞳孔通路受累所致。与外展神经束病变相关的综合征包括：① Millard-Gubler 综合征，包括同侧第Ⅵ对脑神经麻痹、同侧第Ⅶ对脑神经麻痹和对侧偏瘫；② Raymond 综合征，包括同侧第Ⅵ对脑神经麻痹和对侧偏瘫；③ Foville 综合征，包括水平凝视麻痹、第Ⅴ、第Ⅶ和第Ⅷ对脑神经麻痹和同侧 Horner 综合征。

Gradenigo 综合征是一种特殊类型的核下性外展神经麻痹，它通常因中耳感染蔓延至颞骨岩部的外展神经所引起。

（四）神经性眼肌强直

神经性眼肌强直通常间歇性出现，可合并动眼神经、外展神经受累或核间性眼肌麻痹。因此，与之相关的斜视也与眼球运动模式有关。它通常发生在蝶鞍区或鞍旁肿瘤放射治疗后，伴有颅内占位性病变或血管异常（Yee 和 Purvin，1998；Ela-Dalman 等，2007；Salchow 和 Wermund，2011）。

（五）眼肌麻痹

眼肌麻痹是累及大多数 EOM 的多发性脑神经麻痹。导致眼肌麻痹的获得性脑损伤，如占位、外伤和血管性损伤，通常发生在数对脑神经相互靠近的部位，如海绵窦和眶上裂。眼肌麻痹的程度及范围主要取决于有多少对脑神经受累以及受累的严重程度。

眼肌麻痹综合征的类型包括托洛萨 - 亨特综合征（Tolosa-Hunt syndrome，THS）、海绵窦血栓形成和眶尖综合征（orbital apex syndrome，OAS）。

三、知觉性斜视

知觉性斜视发生在控制双眼协调运动的中枢受损时，这可能由于双眼融合运动不足，或由于视野缺损导致正常视网膜对应被干扰及眼动融合通道被破坏等原因。

（一）半侧视野滑动现象

视网膜对应的神经生理基础指单眼鼻侧视网膜纤维在视交叉处向对侧交叉，并与对侧眼颞侧视网膜纤维在视束中配对走行。因此，在视束处，左侧视觉通路传递右侧视野的视觉信息，反之亦然。影响视交叉的获得性脑损伤通常会影响鼻侧视网膜纤维而导致双眼颞侧偏盲。

在出现扩大的双眼颞侧半视野缺损时，由于鼻侧和颞侧视野之间几乎没有对应关系，所以视网膜对应关系会几乎丧失。此外，扩大的双侧垂直视野缺损（visual field defects，VFD）也同样可能影响正常的视网膜对应关系（NRC）。这种情况下引起的斜视，称为半侧视野滑动（Donahue 和 Haun，2007；Van Waveran 等，2012）。任何先前就已存在的隐斜失代偿后都会导致间歇性复视的症状，因为上述情况下两个半视野分开或产生了重叠（Rowe，1996）。当没有合并其他眼球运动障碍时，眼球运动在各个注视方向上都正常。

双眼颞侧半视野缺损时，会出现一种特殊症状，即注视后方盲区。当双眼颞侧半视野缺损的患者注视一个物体时，患者与物体之间的空间区域存在视野区。此时，尽管正常的鼻侧视野在一定程度上弥补了缺损的颞侧视野，但在注视物体后方的视野时仍存在一个锥形区域，并且该区域是一个仅位于重叠的颞侧视野内的"盲区"。因此这个盲区导致患者在需要深度觉的视觉任务中出现困难（Rowe，1996）。

（二）获得性中枢性融合障碍

中枢性融合障碍通常与严重的获得性脑损伤有关，特别是外伤后出现意识丧失。其他脑损伤包括占位、血管性因素和手术也可导致中枢性融合障碍出现（Avilla 和 von Noorden，1984）。脑损伤可能呈弥漫性并影响中脑周围的区域。顾名思义，在这种情况下融合功能往往严重受损甚至完全丧失。因此，患者无法通过眼位和头位等代偿方式来维持双眼单视的能力。此外，任何潜在的隐斜失代偿会导致持续的复视，且极少能恢复。正如上文提到的，复视的情况取决于斜视的类型，如外斜视时出现交叉复视，而内斜视出现同侧复视（Pratt-Johnson 和 Tillson，1979；McLean 和 Lee，1998）。

（三）反向偏斜

反向偏斜表现为垂直性斜视，并伴垂直方向的复视。同时，它亦是一种神经性斜视，最常见于涉及脑干和小脑的获得性脑损伤后（Brandt，1993；Schlenker，2009）。通常，同侧脑病变会产生同侧下斜视。然而，在一些病例中也会出现上斜视。例如，大脑的前部病变多会产生对侧眼上斜视，而大脑的后侧病变多会导致同侧眼上斜视。下斜视既可为恒定性斜视，也可以在眼球运动过程中发生变化，表现为非共同性或向右、向左注视时交替出现垂直性斜视。交替性反向偏斜常与颈髓交界处或小脑通路的损伤相关。

临床上诊断反向偏斜往往需要与滑车神经麻痹进行鉴别。分别在坐位和仰卧位进行遮盖试验,观察第一斜视角度是否减小超过50%,如超过则表明存在反向偏斜(Paruleker,2008;Wong,2011)。

前庭通路受损与反向偏斜的发病密切相关。当脑损伤引起前庭输入通路受损时,通过脑干核团影响眼外肌控制的耳石通路输入将出现不平衡,从而导致反向偏斜。脑卒中、脱髓鞘、外伤、手术或占位都是引起反向偏斜的常见脑损伤因素(Cosetti 等,2012)。

(四)周期性内斜视

周期性内斜视是一种斜视角度在一定的时间内发生周期性变化的内斜视,因斜视的出现呈现规律性的时间间隔而得名。有报道称其在外伤性外展神经麻痹后48小时内出现,也有文献称可能由外伤直接引发(Hutcheson 和 Lambert,1998)。

(五)失代偿性共同性斜视

正常人群中多数为完全正位眼,或为代偿性的隐斜。然而,在获得性脑损伤后,双眼视功能(特别是运动融合幅度)可能受到不同程度的损伤,导致维持隐斜的双眼代偿能力受损,从而形成失代偿性共同性斜视。这将导致隐斜的失代偿,出现复视,并可能伴视觉疲劳症状。斜视类型既可以为外斜视、内斜视,也可以为上斜视或下斜视(Doble 等,2010;Lee 等,2010)。通过双眼视功能的评估可以鉴别失代偿性共同性斜视与获得性中枢性融合障碍。前者的双眼融合功能虽然受损,但依然部分保留。外伤是获得性脑损伤的最常见因素。

(六)皮质性外斜视

皮质性外斜视通常发生在影响大脑半球的脑损伤中,尤其是脑卒中和外伤性脑损伤(Fowler 等,1996)。它通常表现为大角度的共同性外斜视,并且往往在视近和视远时不伴有其他眼球运动障碍。即这种情况下出现的外斜视无法通过集合不足、动眼神经麻痹等进行解释。此外,患者的视野检查通常是正常的,且不存在注意力不集中的情况,因此也不能通过视野缺损或注意力不集中来解释。同时,患者虽然无法形成双眼单视,但其视力依旧可以保持在正常水平。此外,由于患者很少出现复视症状,因此,近50%以上的患者无主诉症状。在病因上,皮质性外斜视可能由于脑损伤本身引起(Rowe 等,2010)。

第二节　获得性脑损伤所致斜视的临床调查要点

在评估斜视时，需要进行详细的眼部检查，以鉴别诊断斜视的类型和相关的眼部特征性表现，并确定斜视是获得性、先天性还是失代偿性。

一、病史

一般的观察应该包括以下几点。①步态：广泛脑损伤或长神经纤维束受累时会表现出步态异常。前庭脊髓缺陷可能导致行走时出现平衡问题。脱髓鞘可能也会导致步态不稳定。观察患者步态最好的时机是在其无意识的情况下进行。例如，患者进入诊室时；②麻痹或功能减退：肢体的麻痹或无力症状在一定程度上有助于病变的定位。临床医生在选择对患者实施 Hess 图表或同视机等检查时必须考虑患者存在的运动问题；③意识水平和精神状态：在脑损伤的情况下，患者可能对医生的提问反应迟钝，甚至可能无法完成简单的指令和任务。此外，当存在记忆丧失时，他们可能无法提供详细的病史。有时患者可能会感到迷失方向。因此，患者的亲属或陪护来协助他们提供病史对医生作出准确诊断十分重要；④语言功能：脑损伤的患者有时会出现言语缓慢、不清楚或难以理解的情况，从而阻碍医生详尽地采集病史。而由于语言能力下降通常出现在左侧大脑半球受损的情况，因此在一定程度上可以帮助疾病的定位。

二、症状

许多患者可能会出现方向迷失感，并可能觉得全身不适。①眩晕：眩晕通常是前庭病变的共同特征，患者可能会觉得自己或周围的建筑在移动，并可能伴有恶心及耳鸣的症状；②振动幻视：如果存在眼球震颤，则患者可能主诉在一个或多个注视位置出现视物晃动感；③疼痛：虽然临床上头痛十分常见，但却无助于病灶的定位诊断；④感觉丧失或刺痛感：可能是一个良好的定位征象，如刺痛感常与脱髓鞘有关；⑤阅读困难：如果脑损伤后再注视运动功能受影响，由于正常的文本扫视能力受损，则可能出现阅读能力明显下降的现象。视野缺损时同样会影响阅读。例如，对左半视野缺损患者来说，可能会根本看不见或忽略文本中的部分文字，或者可能很难找到下一行的开头；⑥复视：大多数获得性斜视的患者都有不同程度的复视。可表现为隐性复视，如动眼神经麻痹时上睑下垂遮盖了一眼；也可无症状，如皮质性外斜视患者意识不到复视的存在。

三、外观

①头位：一侧皮质的病变可能导致头部偏离患侧。大脑皮质以下的病变可能导致头部转向与患眼相反的方向。眼球震颤是后天性脑损伤后常见的症状，当存在中间带时，患者会采取代偿头位以获取更加稳定的视觉；②瞳孔：大脑导水管区的病变会干扰瞳孔通路，可能导致瞳孔变形移位和（或）瞳孔反应的分离；③眼睑：眼睑退缩提示中脑损伤（通常与脑积水有关）。当动眼神经受累时通常会出现上睑下垂；④眼位：许多获得性脑部病变可导致同向偏斜。此时，患者可能采取异常代偿头位，使眼处于直视状态。

四、视力

当视盘水肿或发生任何前视路病变时，会引起视力下降。此外，视神经炎也可出现在脱髓鞘病例中。

五、遮盖试验

通过遮盖试验可以最直观的判断斜视类型：内斜、外斜、下斜视、上斜视伴或不伴旋转斜视。同时，遮盖试验的阳性体征既可以是恒定性的，也可能是间歇性的；既可在近距离注视时出现，也可在远距离注视时被观察到。

六、眼球运动

额叶对注视运动和再注视运动的控制起着重要作用，其病变可能导致对侧快速眼球运动 [再注视、前庭性眼球震颤快相、视动性眼球震颤（OKN）快相] 的丧失。此时，眼球可能出现一过性向病变侧强直性偏移，在向病灶对侧注视时也可能出现注视麻痹性眼球震颤。在出现双侧额叶病变时，垂直方向的眼球运动也可能受累。由顶枕叶控制的注视机制在额叶病变时可能会被放大。需要注意的是，除眼部表现外，额叶病变还常常与异常的精神状态有关。视辨距不良与快速扫视运动障碍有关，可表现为扫视过度或扫视欠到位。眼扑动是一种眼球位置维持系统的功能紊乱症状，表现为注视时眼球出现不稳定的运动。

顶枕叶解剖与功能的正常对稳定追踪和注视运动的控制起着重要的作用。顶叶病变可能导致枕额纤维断裂，造成视动性眼球震颤快相障碍、同向注视痉挛及齿轮状或跳跃的眼球追踪。枕顶叶病变会导致追随、聚散和位置维持功能的紊乱，从而导致眼球无法注视和无法向对侧追随问题。在双侧枕顶叶病变中，还会出现皮质盲、垂直追随运动障碍、双侧水平方向不可持续的注视缺陷。在头眼反射（即娃娃头试验）中，出现眼球的反射性运动与头部转动方向相反的情况，表明平滑追随眼动存在缺陷。

脑干病变通常伴有眼动缺陷及其他定位特征。由于脑干病变对眼球的影响通常呈非对称性，因此常导致复视症状。内囊/丘脑下病变则会导致扫视或追随运动障碍。顶盖前区病变可导致垂直扫视运动或追随运动障碍，并常伴有垂直性注视障碍、退缩性眼球震颤、瞳孔异常和背侧中脑综合征。

小脑对精确控制眼球运动至关重要，它更像一个眼球运动的微调系统。当小脑出现病变时，可能导致以下疾病。①视辨距不良：患者眼球在快速扫视运动中不可控的超过目标点，因而无法准确注视目标。在眼球纠正回到注视点之前，会出现短暂的视物颤动感；②斜视性眼阵挛：睡眠期间持续的不自主的不规则多向扫视运动（眼睛跳舞）；③眼扑动：在眼球注视和再注视时可见快速小幅度的水平眼球摆动。

眼球震颤在许多获得性脑损伤中，尤其是前庭系统受累的情况下是比较常见的。临床医生需要注意眼球震颤的速度、幅度及幅度最大和最小的位置，以及是否有急促的运动（如果有的话，也需要注意记录快相的方向）。垂直眼震可由脑桥、髓质或中脑病变引起；旋转性眼球震颤是前庭受累的表现；会聚回缩性眼球震颤常发生于中脑背侧的病变；下跳性眼球震颤则提示髓质损伤；跷跷板眼球震颤常见于鞍旁病变，可能与双颞侧偏盲有关。瞳孔，光 - 近反射分离是中脑疾病的特点；眼睑下垂可能是真性或假性眼睑下垂。

七、视动性眼球震颤

检测视动性眼球震颤（OKN）可以评估快速扫视和平滑追随通路的完整性。检测包括水平和垂直方向的正反两个方向。每次测试时，临床医生都需要对比患者的眼球在不同方向的反应。如果在任意方向之间的反应存在差异，则表示异常。通过这种测试，可以区分枕顶叶和额叶病变（如果存在）。

八、前庭反应

可以使用头眼反射/头部旋转试验来评估前庭反应通路的完整性。然而，对于一些半昏迷或无意识的患者，则可以采用冷热（刺激）试验：将冷水注入一侧耳会导致眼球向该侧相反方向运动；将热水注入一侧耳则会导致眼球向同一方向运动。

九、集合运动

检查集合运动时，患者双眼注视跟随一个逐渐靠近的近处视标，临床医生可观察到患者双眼眼球会聚。在视标被移除后患者双眼会聚放松，此时观察到患者双眼分开。

十、双眼视功能

许多因获得性脑损伤而导致斜视的患者会有双眼视功能障碍。多数情况下，除非脑损伤前就已经存在斜视，否则他们通常会表现出正常的双眼单视能力。此外，双眼视功能可能通过异常代偿头位维持。在知觉性斜视类型中，双眼视功能通常会下降（尤其是运动融合的幅度）。

十一、测量偏斜角度

与常规临床评估一致，必须使用适当的测试工具来测量偏斜角度。可以在 Hess 图表上记录眼球运动障碍，并在双眼单视区域上记录复视区域。

十二、视野评估

额叶病变可能与假性偏盲以及空间忽视有关。视交叉病变可能导致双颞侧偏盲，此时视野没有重叠区，融合功能很可能受累。视野缺损还可能导致再注视运动的检查困难。例如，当注视目标位于暗点区域内时，检查结果可能会提示存在明显的快速扫视系统障碍（过程中无法产生再注视运动）。然而，在视动性眼球震颤检查中，快速扫视系统可能是完好的。视野缺损的类型对临床医生诊断而言是很好的定位标志，可用于诊断多数影响视觉通路的病变。

十三、强制眼睑闭合

强制眼睑闭合有助于诊断垂直注视异常。在背侧中脑综合征中，双眼眼球不能上转，但在闭眼时会出现不自主的眼球抬升运动，这表明上直肌和核下通路依然完整。在一些顶枕叶病变中，眼可能会偏向一侧，被称为 Cogan 综合征。

Collier 综合征是在试图向上注视时出现的双侧眼睑退缩。这通常与中脑病变有关，尤其是松果体瘤，但有时也与儿童脑积水（日落综合征）相关。

第三节　获得性脑损伤后斜视的处理

在获得性脑损伤后，首先需要做的就是处理潜在的脑损伤。临床上，对患者的斜视相关症状、体征以及辅助检查结果进行分析并得出诊断的主要目标是明确进一步治疗方针，减轻甚至消除患者的症状。而在此情况下，大部分患者的主要症状通常是复视。

棱镜作为一种无创性的治疗措施，对于大部分伴有或不伴有眼球运动障碍的共同性斜视患者而言通常可以达到治疗目的。然而，与之相对的，当面对存在眼球运动障碍等情况的非共同性斜视时，棱镜通常不能很好地改善患者的症状。此外，视物扭曲的症状也一定程度上限制了棱镜的使用范围。

临床医生也可以考虑使用眼罩或将镜片贴配合框架眼镜对患者进行遮盖。遮盖对于存在分离性眼球震颤和视物晃动感的患者也可以起到改善的作用。对于伴有瞳孔及调节功能异常的患者，还可以使用凸透镜和（或）缩瞳剂。

A 型肉毒杆菌毒素（BTXA）是一种非永久性的治疗措施，因此，对于脑损伤后某些类型斜视而言，无论是急性期还是慢性期都可作为适当干预措施。从长期来看，就像其他类型的斜视一样，斜视矫正手术也是一种改善患者症状及修复外观的重要措施。需要注意的是，尤其对与获得性脑损伤的患者而言，只有在斜视角度稳定至少 6 个月及以上的情况下才会考虑实施手术治疗。

第四节　结　论

斜视的发生在获得性脑损伤后是较常见的。它可能作为脑损伤后单一的表现，也可能作为眼球运动异常的一部分，如脑神经麻痹或凝视麻痹等情况。新发的急性斜视通常可能会合并复视或视物混乱、模糊的症状，但也可无症状。综上，临床医生需要对患者进行系统全面的视觉功能检查，并制定实施个性化的治疗方案。

参考文献

1. Alemdar, Murat, Senol Kamaci, et al. (2006). Unilateral midbrain infarction causing upward and downward gaze palsy. J Neuroophthalmol 26:173-176.

2. Avilla, Cynthia W. and von Noorden Gunter K. (1984) Post-traumatic fusion deficiency. In: Ravault Andree P. and Marlis Lenk (eds). Transactions of 5th International Orthoptic Conference (IOC), Cannes, France, October 10-13, 1983, Lyon, LIPS, 1984, p 143-150.

3. Bogousslavsky, Julien and Franco Regli. (1984). Upgaze palsy and monocular paresis of downward gaze from ipsilateral thalamomesencephalic infarction: a vertical "one-and-a-half" syndrome. J Neurology 231(1):43-45.

4. Brandt, Thomas and Marianne Dieterich. (1993). Skew deviation with ocular torsion: a vestibular brainstem sign of topographic diagnostic value. Ann Neurol 33: 528-534.

5. Brinar, Vesna V., Mario Habek, et al. (2007). Isolated non-traumatic abducens nerve palsy. Acta Neurologica Belg 107(4):126-130.

6. Brown, Harold Whaley. (1957). Isolated inferior oblique paralysis. Trans Am Ophthalmol Soc 55: 415-454.

7. Chan, R. V. Paul and Jonathan D. Trobe. (2002). Spasm of accommodation associated with closed head trauma. J Neuroophthalmol 22(1):15-17.

8. Chua, Hoe Chin, Chai Beng Tan, et al. (2000). Aberrant regeneration of the third nerve. Singapore Med J 41:458-459.

9. Ciuffreda, Kenneth J., Neera Kapoor, et al. (2007). Occurrence of oculomotor dysfunctions in acquired brain injury: a retrospective analysis.Optometry 78:155-161.

10. Cosetti Maura K., Kareem Tawfik, Mohammad Fouladvand, et al. (2012). Diplopia due to skew deviation following neurotologic procedures. Otology Neurotology 33(5):840-842.

11. Demer Joseph L., Jennifer Kung and Robert A. Clark. (2011). Functional imaging of human extraocular muscles in head tile dependent heterotropia. IOVS 52: 3023-3031.

12. Dhaliwal, Avninder, Adrienne L. West, Jonathan D. Trobe and David C.Musch. (2006). Third, fourth, and sixth cranial nerve palsies following closed head injury. J Neuroophthalmol 26:4-10.

13. Doble, Jennifer E., Debby L. Feinberg, et al. (2010). Identification of binocular vision dysfunction (vertical heterophoria) in traumatic brain injury patients and effects of individualized prismatic spectacle lenses in the treatment of postconcussive symptoms: a retrospective analysis. Physical Med Rehab 2(4):244–253.

14. Donahue Sean P. and Alden K. Haun. (2007). Exotropia and face turn in children with homonymous hemianopia. J Neuroophthalmol 27: 304–307.

15. Ela-Dalman, Noa, Anthony C. Arnold, et al. (2007). Abducens nerve ocular neuromyotonia following non-sellar or parasellar tumors. Strabismus 15(3):149–151.

16. Fowler, Mike S., Derick T. Wade, et al. (1996) Squints and diplopia seen after brain damage. J Neurol 243 (1):86–90.

17. Hashimoto, Masato, Kenji Ohtsuka, et al. (2004). Superior oblique myokymia caused by vascular

compression. J Neuroophthalmol 24: 237-239.

18. Hermann, John S. (1981.) Masked bilateral superior oblique paresis. J Ped Ophthalmol Strab 18: 43-48.

19. Hutcheson, Kelly A. and Scott R. Lambert. (1998). Cyclic esotropia after a traumatic sixth nerve palsy in a child. JAAPOS 2:376–377.

20. Knapp, Philip. (1974) Classification and treatment of superior oblique palsy.American Orthoptic Journal. 24: 18-22.

21. Knapp, Christopher M., Arun Sachdev, et al. (2002). Spasm of the near reflex associated with head injury. Strabismus 10(1):1-4.

22. Lee, Tae Eun, Deok Sun Cha, et al. (2010). Dissociated horizontal deviation after traumatic brain injury.Korean J Ophthalmol 24(6):377-379.

23. McLean Chris J. and John P. Lee. (1998) Acquired central fusional disruption with spontaneous recovery. Strabismus 6:175-179.

24. Miller Neil R. and Andrew G. Lee. (2004). Adult-onset acquired oculomotor nerve paresis with cyclic spasms: relationship to ocular neuromyotonia. Am J Ophthalmol 137:70–76.

25. Munoz Michelle and Larry K. Page. (1994). Acquired double elevator palsy in a child with pineocytoma. Am J Ophthalmol 118:810–811.

26. Newton, Herbert B. and Michael E. Miner. (1991). "One-and-a-half" syndrome after a resection of a midline cerebellar astrocytoma: case report and discussion of the literature. Neurosurg 29: 768-772.

27. Ng Yvonne S. P. and Christopher J. Lyons. (2005). Oculomotor nerve palsy in childhood. Canadian J Ophthalmol 40: 645-653.

28. Oguro, Hiroaki, Shuhei Yamaguchi, et al. (2005). Acute divergence paralysis in the Miller Fisher syndrome. Rinsho Shinkeigaku 45(7):524-526.

29. Ohtsuka, Kenji, Sachie Maeda, et al. (2002). Accommodation and convergence palsy caused by lesions in the bilateral rostral superior colliculus. Am J Ophthalmol 133: 425-427

30. Ohtsuka, Kenji, Hiroshi Maekawa, et al. (1993).Convergence paralysis after lesions of the cerebellar peduncles. Ophthalmologica 206:143–148.

31. Pal, Suvankar, E. Ferguson, et al. (2009). Neurological picture. Double depressor palsy caused by bilateral paramedian thalamic infarcts. J Neurol Neurosurg Psychiatry 80:1328- 1329.

32. Park, Un Chul, Seong-Joon Kim, et al. (2008). Clinical features and natural history of acquired third, fourth, and sixth cranial nerve palsy. Eye 22:691–696.

33. Parulekar Manoj V., Shuan Dai, J. Raymond Buncic, et al. (2008). Head position-dependent changes in ocular torsion and vertical misalignment in skew deviation. Arch Ophthalmol 126: 899-905.

34. Pierrot-Deseilligny, Charles. (2011). Nuclear, internuclear, and supranuclear ocular motor disorders. Handbook of Clinical Neurology 102:319-331.

35. Pratt-Johnson, John A. and Geraldine Tillson. (1979). Acquired central disruption of fusional amplitude. Ophthalmology. 86(12):2140-2142.

36. Roper-Hall, Gillian. (2008). Neurological significance of small esodeviations. Am Orthoptic J 58:79-87.

37. Roper-Hall, Gillian and Ronald M. Burde. (1987). Diagnosis and management of divergence paralysis. Am Orthoptic J 37: 113.

38. Rossillion, Beatrice, Francine Huguenin, et al. (2001). Aberrant regeneration following post-traumatic third nerve palsy. Transactions of the 27th Meeting of the European Strabismological Society (ESA), Florence, Italy, June 6-9, 2001, p 231-232.

39. Rowe, Fiona J. (1996) Visual disturbances in chiasmal lesions. Br Orthoptic J 53: 1-9.

40. Rowe, Fiona J. and Tracey Eariss. (1999) Third cranial nerve palsy/paresis.History and prognosis. Br Orthoptic J 56: 49-52.

41. Rowe, Fiona J., Darren Brand, et al.(2010).The profile of strabismus in stroke survivors. Eye 24 (4):682–685.

42. Saeki, Naokatsu, Akira Yamaura, et al. (2000). Bilateral ptosis with pupil sparing because of a discrete midbrain lesion: magnetic resonance imaging evidence of topographic arrangement within the oculomotor nerve. J Neuroophthal 20:130-134.

43. Salchow Daniel J. and Thomas K. Wermund. (2011). Abducens neuromyotonia as the presenting sign of an intracranial tumor. J Neuroophthal 31: 34–37.

44. Schmidt, Dieter. (2000) Classical brain stem syndrome. Definitions and history. Ophthalmologe 97:411-417.

45. Schlenker, Matthew, Giuseppe Mirabella, et al. (2009). The linear vestibulo-ocular reflex in patients with skew deviation. IOVS 50: 168-174.

46. Searle, Annabelle and Fiona J. Rowe. (2016). Vergence Neural Pathways:A Systematic Narrative Literature Review. Neuroophthalmology 40(5):209–218.

47. Sekine, Shigeo, Hiroya Utsumi, et al. (2003).A case presenting vertical one-and-a-half syndrome and seesaw nystagmus due to thalamomesencephalic infarction. No To Shinkei 55(8):699-703.

48. Skaat, Alon and Ruth Huna-Baron. (2012). Eight-and-a-half syndrome: A rare pontine neuro-ophthalmologic syndrome. Arch Neurol 69:934–935.

49. Sturm, Viet and Corinna Schoffler. (2010). Long-term followup of children with benign abducens nerve palsy. Eye 24: 74-78.

50. Van Waveren, Melanie, Herbert Jägle, et al. (2013).Management of strabismus with hemianopic visual field defects.Graefes Arch Clin Exp Ophthalmol 251: 575– 584.

51. Webster, Robert and Stephen Leslie. (2004). Recurrent superior oblique myokymia in a patient with retinitis pigmentosa. Clin Exp Optometry 87: 107-109.

52. Wong, Agnes M. F, Linda Colpa, et al. (2011). Ability of an upright-supine test to differentiate skew deviation from other vertical strabismus causes. Arch Ophthalmol 129(12):1570– 1575.

53. Yee, Robert D. and Valerie A. Purvin. (1998). Ocular neuromyotonia, three case reports with eye movement recordings. Ocular neuromyotonia,three case reports with eye movement recordings. J Neuroophthalmol 18:1-8.

54. Zee, David S., Timothy C. Hain, et al. (1987). Abduction nystagmus in internuclear ophthalmoplegia. Annals of Neurology. 21:383-388.

55. Ziffer, Anne J., Arthur L. Rosenbaum, et al. (1992). Congenital double elevator palsy: vertical saccadic velocity utilizing the scleral search coil technique. J Ped Ophthalmol Strab 29: 142-149.

第八章　外直肌劈开和鼻侧球壁转位治疗动眼神经麻痹的病例回顾

Birgit Lorenz　著

陶政旸　译

陈　静　邓宏伟　校

摘　要： 如何更好地纠正动眼神经麻痹引起的眼位异常，并让患者最终恢复一定的双眼视觉？长期以来，这都是一个具有挑战性的难题。至今已有几种手术方法被提出用于解决这一难题。1991 年，Herbert Kaufmann 首次提出将外直肌劈开分为 2 个部分并移位到鼻侧球壁。这个手术方式已被证明是一种有效的矫正动眼神经麻痹引起眼位异常的方法，并且在过去 30 年间许多眼外科医生已提出数种改良术式。本章总结了 52 例使用这种手术方法治疗的病例资料，其中 23 例由该方法的提出者进行手术，29 例由其同一机构的后继医生进行手术。同时，本章还总结了其他医疗中心进行这种手术及其改进手术的结果报告。本章还特别关注了术后暂时性渗出性视网膜脱离的并发症，该并发症在作者连续进行的 29 例手术中的发生率为 32.14%，其病因尚未完全明确。

关键词： 外直肌劈开术；转位术；动眼神经麻痹

第一节　引　言

本章回顾了来自斜视转诊中心的 52 例病例，其中介绍了该手术起初的做法，并与后续的改进术式进行了对比。矫正部分或完全性动眼神经麻痹引起的眼位异常是最具挑战性的斜视手术之一。目前我们的同行已经提出了一些方法及思路：①进行超常规量的水平直肌后徙 / 缩短术；②外直肌断腱后游离，或随后固定至眶壁上；③外直肌向鼻侧球壁固定；④应用同种异体或自体移植物；⑤上斜肌的转位术。我们在最近的一篇论文中概述了不同的外科手术方法，这些方法被认为可相对有效地矫正这种难治性斜视（Basiakos 等，2019）。

在 1989 年，Taylor 首次尝试利用仍保留正常功能的外直肌来矫正动眼神经麻痹引起的斜视，而非通过直肌的后徙、断腱或将其固定至眶壁来减小外直肌的作用。他将整个外直肌移位到受累眼球壁的鼻上方。虽然，这导致了相对常规斜视矫正手术而言不会出现的垂直和旋转效应，但是在垂直斜度较大的动眼神经部分麻痹病例中，该效应反而可以在一定程度上矫正垂直合并旋转的眼位异常（Gräf 和 Lorenz，2010）。在两条相邻的直肌麻痹的情况下，1990 年 Kaufmann 提出的 "bridle 手术" 被建议作为最佳的矫正术式。对于完全性动眼神经麻痹，Kaufmann 则在 1991 年提出了非常有效的外直肌劈开合并鼻侧球壁转位术。在他的这项试验性研究中，新手术方式在 3 例动眼神经麻痹患者中进行，目的就是为了解决极度外斜以及眼球运动无法越过中线的问题。手术中将外直肌分割成上下两部分，然后将两股肌肉经过球后，移位到鼻侧的涡静脉旁，围绕内直肌的上、下方进行固定，从而改变外直肌作用力的方向。后来，Kaufmann 发表了使用该术式治疗 23 例动眼神经麻痹患者的结果（Kaufmann，2007，2011），并在他的著作《斜视》（Strabismus）中描述了该技术（Kaufmann，1995，2012）。不过非常可惜的是，Kaufmann 仅在 2007 年的欧洲斜视学会（European Strabismological Society，ESA）的演讲学术报道中，使用英文发表了该手术方式的部分结果。

第二节　方　法

图 8-1A 和 B 显示了 Kaufmann 描述的技术，该技术自 2009 年作者接任德国吉森大学眼科系主任以来一直在使用。作者强调，术者应尽可能沿球壁向后方分离 Tenon 囊，以便随后在球壁后方不受限制地对分开的外直肌进行移位。劈开的两股肌束，通常将其固定在鼻侧球壁来靠近涡静脉附近。应注意保护，避免压迫涡静脉及其毗邻结构。最后，小心地将两股肌肉穿过这些血管、结构。肌肉劈开的路径已经通过 MRI 进行了记录（Shah 等，2014；Chaudhuri 和 Demer，2015）。在 Shah 等 2014 年的 1 例报道中，尽管该病例中外直肌的劈开位置看起来位于球壁后方，但实际可能更靠前。不理想的外直肌劈开位置可能是导致此病例中球壁及视神经受压的主要原因。

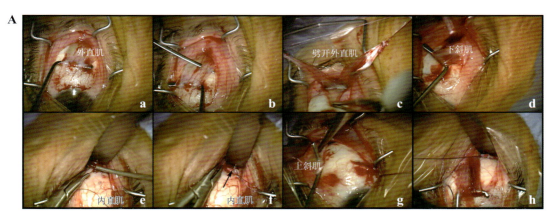

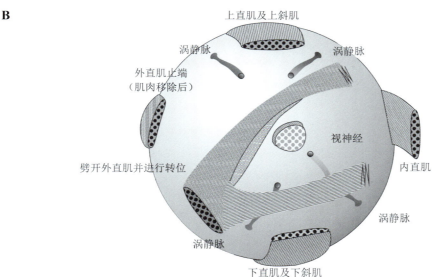

图 8-1　A. 在德国吉森大学进行的其中 1 例手术（外直肌劈开和鼻侧转位）的照片；B. 最终手术结果示意图

A 图中，a. 斜视钩钩取外直肌；b. 使用虹膜恢复器将外直肌分为两半；c. 将两半外直肌悬挂在缝线上；d. 探查并挂钩下斜肌；e. 在鼻侧下象限有两支粗大的涡静脉，钩取并避免压迫；f. 将外直肌下半部分通过涡静脉的下方后，固定至距离内直肌附着点后方约 14 mm 的巩膜上。可以在涡静脉和深部拉钩之间看到劈开的外直肌（箭头）；g. 在颞侧上象限钩取上斜肌，然后将外直肌上半部分从上斜肌后经上直肌下方绕至鼻侧上象限；h. 钩取内直肌，将外直肌上半部分固定至内直肌附着点后约 14 mm 的巩膜上，在鼻侧上象限中，未发现需要特别留意的涡静脉。B 图图示已获得 Springer Nature 杂志的许可；原图出自《外直肌劈开和鼻侧转位治疗动眼神经麻痹；对 29 例连续病例的回顾性分析》（Splitting of the lateral rectus muscle with medial transposition to treat oculomotor palsy; a retrospective analysis of 29 consecutive cases.）[Basiakos Sotirios, Michael H. Graf, Markus N. Preising and Birgit Lorenz, 2019, *Graefes Arch Clin Exp Ophthalmol*, 257(9): 2005-2014]

第三节　结　果

表 8-1 总结了 110 例作者所在机构和其他眼科中心实施的该手术结果。

表 8-1 按时间顺序对自 1991 年以来 Kaufmann 提出外直肌劈开技术治疗动眼神经麻痹的回顾

作者	不同的术式	病例数量	结果	平均外斜改善量	注
Kaufmann, 1991, 1995, 2007, 2011	在内直肌（MR）附着点上下缘后 14 mm 处	23	外斜度减少高达 30° 术后随访变化 ±5~10°	—	有时伴上斜肌劈开
Gokyigit 等，2013	在内直肌上下边界后 1 mm 处；术中悬吊并调整缝线	10（12 只眼）	50% 病例不需要 2 次手术	57.7 Δ（30°）	—
Shah 等，2014	可调整的缝线	6	6 例患者中有 4 例（67%）对手术效果表示满意	68 Δ（34°）	2 例无法完成
Sukhija 等，2014	其中一半肌肉固定于内直肌的附着点旁，另一半固定于内直肌附着点后 4 mm 处	2	不尽人意	50（27°）	1 例需二次手术进行内直肌缩短，另 1 例则进行内直肌缩短＋内直肌与眶骨膜固定
Saxena 等，2016, 2018	固定于内直肌的附着点旁	3,4	在内直肌赤道部进行固定	57 Δ（30°）	—
Erbagci 等，2016	固定在内直肌附近	6	2 例报道了二次手术时行内直肌缩短术	63 Δ（32°）	—
Aygit 等，2017	术前注射肉毒杆菌毒素的一半外直肌肌腹只经过直肌而不经过斜肌。固定点位于内直肌上下边界后 1 mm 处	8	8 例患者中有 6 例（75%）对手术效果感到满意	40.3 Δ（22°）	2 例不能达到预计固定点，300° 角膜缘结膜切开，使用非吸收缝线
Basiakos 等，2019*	在内直肌（MR）附着点上下缘后 14 mm 处，原始术式	26（29 只眼）	29 例患者中有 3 例（10.3%）进行了二次手术	77.6 Δ（37.8°）	—

注：*Basiakos 等在 2019 年发表的文章中使用了 Kaufmann 先前发表过的手术技术。而相对的，其他作者则都不同程度地将劈开的外直肌缝合得更加靠前。此表的再编辑与引用已获得 Springer Nature 的许可。原表出自《外直肌劈开和鼻侧移位治疗动眼神经麻痹，对 29 例连续病例的回顾性分析》（Splitting of the lateral rectus muscle with medial transposition to treat oculomotor palsy: a retrospective analysis of 29 consecutive cases.）[Basiakos Sotirios, Michael H. Graf, Markus N. Preising 和 Birgit Lorenz, 2019 年，*Graefes Arch Clin Exp Ophthalmol*, 257(9): 2005-2014]

52 例使用原始手术方式进行的手术结果已经公开报道。虽然原术式也存在一些过矫的情况，但多数情况下手术是效果不佳依然以欠矫正为主。因此，在文中仍进行了对原术式改良的建议，希望以此降低欠矫正的比例。这些改良的方式包括：在靠近预设手术量固定点附近的内直肌止端处，将劈开的半侧外直肌肌腹更靠前地进行固定；在靠近赤道附近内直肌的上下边界置入额外的固定缝线，同时对内直肌和外直肌联合进行折叠（Gokyigit 等，2013；Saxena R 等，2016，2018；Bagheri 等，2019，Tsai 和 Fang，2020）。改良术式的平均斜视角度变化范围为 22°~38°。尽管这些针对原手术方式改良术式的目的都是减少欠矫正，但数据表明原术式的平均斜视度矫正效果与后者类似。表 8-2 显示了连续 29 眼在进行这种手术后水平和垂直性斜视角度的详细变化情况。

表 8-2　连续 29 只眼采用外直肌劈开和鼻侧转位的原始技术进行手术的术前和术后结果（单位以圆周度表示）

	术前			术后第 2 天			术后第 3 个月		
	平均值	范围	标准差（SD）	平均值	范围	标准差（SD）	平均值	范围	标准差（SD）
水平性斜视角	43.6（外斜）	12~70（外斜）	14.8	4.5（外斜）	14（内斜）~30（外斜）	10.3	6.5（外斜）	17（内斜）~40（外斜）	12.4
垂直性斜视角	0.9（下斜）	14（上斜）~20（下斜）	6.9	1.7（下斜）	10（上斜）~25（下斜）	7.5	1.2（下斜）	10（上斜）~27.5（下斜）	6.9
运动范围	32.7	15~55	10.5	7.2	0~30	8.2	11.8	0~37.5	10.4
中心范围	32.6	10~42.5（颞侧）	7.1	2.2	8.8（鼻侧）~12.5（颞侧）	5	2.5（颞侧）	16.3（颞侧）~11.3（鼻侧）	7.4

注：此表的再编辑与引用已获得 Springer Nature 许可。原表出自《外直肌劈开和鼻侧转位治疗动眼神经麻痹；对 29 例连续病例的回顾性分析》（Splitting of the lateral rectus muscle with medial transposition to treat oculomotor palsy; a retrospective analysis of 29 consecutive cases.）[Basiakos Sotirios, Michael H. Graf, Markus N. Preising and Birgit Lorenz, 2019, *Graefes Arch Clin Exp Ophthalmol*, 257(9): 2005-2014]

图 8-2A 显示了 29 眼的单眼水平运动情况，图 8-2B 显示了术前和术后的眼球水平运动范围的箱线图（Basiakos 等，2019）。与预期一致，尽管手术后眼球运动范围减小，但术后残余斜视角度较小、头位代偿注视明显减少，使得单眼活动的中心明显更加接近注视中心。在最后一次随访中，58% 的受试者的注视中心达到或超过了中线。这同样符合预期，因外直肌在术后外展能力显著下降，并在作用力的矢量方向上发生了巨大的变化。

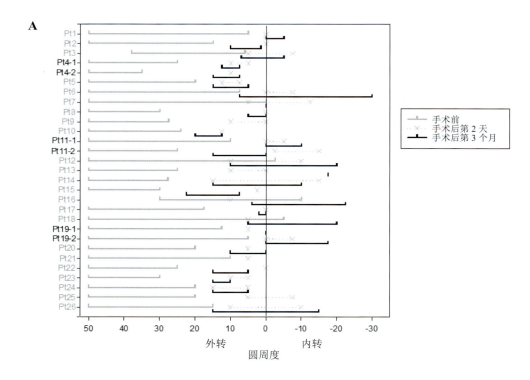

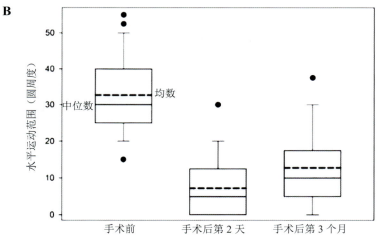

图 8-2 A. 单眼水平运动情况。尽管手术后徙术眼水平运动能力下降，但相对地可达到更接近正位的矫正效果。需要注意的是，双侧病例的每眼在上图中都分开显示（用深色字体表示）。在最后一次随访中，29 眼中有 17 眼（58.6%）转动达到或超过中线。在多数情况下，总体眼球运动能力在手术后都有所下降；B. 箱线图用于表示术前和术后的水平运动范围变化情况。术后平均眼球运动能力大幅下降

图片的再编辑与引用已获得 Springer Nature 许可。原图出自《外直肌劈开和鼻侧转位治疗动眼神经麻痹；对 29 例连续病例的回顾性分析》（Splitting of the lateral rectus muscle with medial transposition to treat oculomotor palsy; a retrospective analysis of 29 consecutive cases.）[Basiakos Sotirios, Michael H. Graf, Markus N. Preising and Birgit Lorenz, 2019 年，*Graefes Arch Clin Exp Ophthalmol*, 257(9): 2005-2014]

有26眼通过外直肌劈开和鼻侧转位术得到较好的改善，其中3眼需要在术后一段时间进行二次手术。1例残余外斜视通过内直肌缩短进行治疗；另1例患者则接受了内直肌缩短和上斜肌后徙术以减少残余外斜视和下斜视，最后1例患者接受了前半部分上斜肌后徙术和下直肌的缩短术以减少眼球内旋。临床病例第一眼位情况见图8-3和图8-4。图8-3显示了1例双侧动眼神经麻痹患者，该患者还需要进行上睑下垂矫正手术。值得注意的是，与先前的报道相反，对已经截除过的外直肌进行再劈开手术也是可行的（图8-4）。随后，29眼中，有15眼需要进行眼睑手术来纠正相关的上睑下垂。其中有14眼进行了额肌悬吊术，剩下1例患者接受了提上睑肌缩短术。

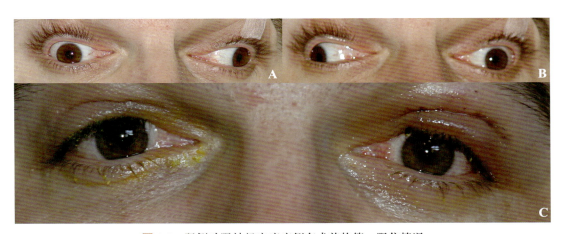

图8-3 双侧动眼神经麻痹病例在术前的第一眼位情况

A. 试图通过右眼注视；B. 左眼注视；C. 在双侧外直肌劈开手术联合双侧额肌悬吊术后的第一眼位情况

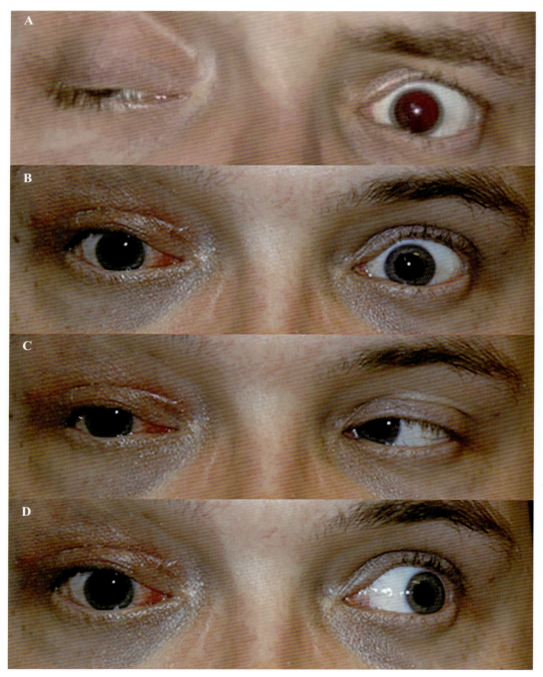

图 8-4 患者术前的第一眼位情况。A. 此前该患者已在其他地方接受了多次斜视手术；B. 在外直肌劈开和额肌悬吊术后第一眼位；C. 右眼注视；D. 左眼注视

图片的再编辑与引用已获得 Springer Nature 的许可。原图出自《外直肌劈开和鼻侧转位治疗动眼神经麻痹；对 29 例连续病例的回顾性分析》（Splitting of the lateral rectus muscle with medial transposition to treat oculomotor palsy; a retrospective analysis of 29 consecutive cases.）[Basiakos Sotirios, Michael H. Graf, Markus N. Preising and Birgit Lorenz, 2019 年，*Graefes Arch Clin Exp Ophthalmol*, 257(9): 2005-2014]

第四节　术后出现一过性浆液性视网膜脱离的并发症

一过性浆液性视网膜脱离是外直肌劈开和鼻侧转位术的并发症之一，通常在手术后的前几个月内自行消退。

对接受手术的 29 眼使用了 55° 红外成像和光学相干断层扫描（SD-OCT-Heidelberg Spectralis）进行检查。其中 27 眼进行了 SD-OCT 检查，而有 2 例由于患者不能充分配合而无法完成检查。在这 27 眼中，有 8 眼出现了术后浆液性视网膜脱离，而在无法进行 SD-OCT 和红外成像检查的 2 例患者中，其中 1 例患者的视网膜脱离在眼底镜检查中清晰可见。因此，28 眼中总计有 9 眼（32.14%）出现了这种并发症。出现并发症的 8 例患者的视网膜脱离累及黄斑区，另 1 例患者视网膜脱离较小，未累及黄斑区。所有病例的视网膜脱离均表现为神经视上皮层与视网膜色素上皮（RPE）之间的浆液性分离，而其中 1 例的液体进入了视网膜内。脱离区的高度范围从 26 μm 到接近 1 mm，其存在和大小均可在带有 SD-OCT 的 55° 红外图像上轻松区分。多数病例在术后 2~3 天出现眼底进展，而其中 1 例出现在术后第 5 天，另 1 例则在 2 周后才出现。所有病例中出现的视网膜脱离在 2 周到 2 个月中均自发消退（图 8-5）。

因此，我们报道浆液性视网膜脱离的发生率要高于其他没有进行系统红外成像和 SD-OCT 检查的报道，这表明这种并发症发生的概率可能比以往文献中所报道的更为常见。由于这种类型的视网膜脱离可能在术后几天开始发展，因此，如果没有使用 Basiakos 等在 2019 年的研究中所使用的系统性检查方案，则这种并发症通常可能会被忽略。Shah 等在 2014 年进行的研究中，6 例患者中的 1 例出现了与上述类似的并发症（后来由 Hunter 等于 2017 年发表为一项病例报道），该并发症随后自行缓解。Sorenson 等在 2017 年报道了 1 例视网膜下积液的病例，积液在 5 周后自行吸收。该病例被视为手术引起的中心性浆液性脉络膜视网膜病变。然而，根据已知数据的分析，这一诊断似乎值得商榷。

这种术后并发症的确切原因目前仍不清楚。Gokyigit 等在 2013 年声称，他们自己的研究中没有出现这种并发症是因为他们的操作方式没有将劈开的外直肌置于涡静脉上。然而，涡静脉理论并不令人信服，因为其可解释外周脉络膜渗出，但无法解释中央视网膜脱离，尤其是在具有局部或视网膜内病变表现的病例。这个理论同样也不能解释一些病例发生晚期并发症的原因。此外，由于这个问题在 2007 年已经被 Kaufmann 注意到，

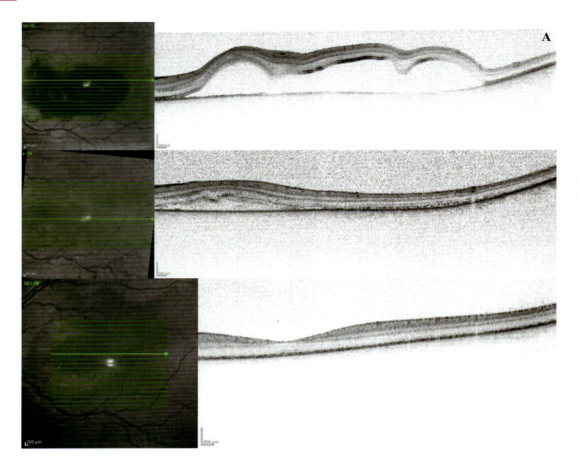

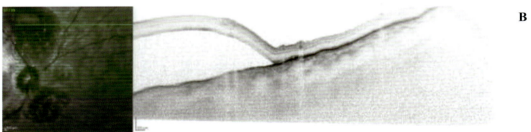

图 8-5 A. 从上到下分别为手术眼术后第 2 天、第 8 天和第 15 天的眼底黄斑下的浆液性视网膜脱离情况，可以看到在术后第 15 天时视网膜脱离已完全恢复；B. 另 1 例患者在术后第 2 天观察到了非黄斑区的浆液性视网膜脱离，在 4 周内脱离区完全缓解

图片的再编辑与引用已获得 Springer Nature 许可。原图出自《外直肌劈开和鼻侧转位治疗动眼神经麻痹：对 29 例连续病例的回顾性分析》（Splitting of the lateral rectus muscle with medial transposition to treat oculomotor palsy; a retrospective analysis of 29 consecutive cases.）[Basiakos Sotirios, Michael H. Graf, Markus N. Preising and Birgit Lorenz, 2019 年，*Graefes Arch Clin Exp Ophthalmol*, 257(9): 2005-2014]

外科医生在手术过程中应特别避免对涡静脉的直接干扰，以及其由于肌肉固定位置引起的任何干扰（见图 8-1A）。事实上，手术中对眼球的操作或术后眶后水肿对后脉络膜血管施加的压力可能是更合理的解释；后者同样可以解释偶尔出现的晚期并发症。在这个系列中没有报道发生这种并发症的原因可能因为他们所采取的更为保守的手术方式，他们没有在手术中进一步拉伸肌肉，而是在半数以上的患者中使用缝线悬吊术。然而，这也意味着半数肌肉在眼球的止点不确定。还需要指出的是，在 Shah 等于 2014 年报道的上述病例中采取与 Gokyigit 相似的手术方式，即将劈开的外直肌缝合至离涡静脉较远的位置，但仍然出现了相同的并发症。

第五节　结　论

外直肌劈开和鼻侧转位手术操作上的困难是不可忽视的。完成这种手术，一方面，需要一位经验丰富且自信的眼外科医生来准备、劈开并将肌肉的一半经过其他 4 个肌肉下方转位至眼球的另一侧。另一方面，尽管复杂，它仍然是一条眼外肌的手术，没有眼前节缺血（ASI）的风险。通过手术，受累眼的眼位可以显著改善，并且当患者试图用受累眼进行注视时，异常代偿头位（AHP）也会有明显改善。然而，眼球在水平方向的活动范围通常会减少，因此双眼视觉或限于一个小区域，或无法达到双眼单视。这种手术的主要优点是即使曾进行过眼肌手术也可尝试进行此术式。正如 Basiakos 等在 2019 年的系列报道中所述，1/3 的病例中可能会发生术后的一过性浆液性视网膜脱离。然而，患者的视力及眼底改变会在几周内好转。通过 SD-OCT 观察，视网膜形态学改变也会得到较好的恢复。目前，这种并发症的病因尚不完全清楚。

经验丰富并熟悉这种技术的眼外科医生有很大机会通过这种手术方式对动眼神经麻痹的患者在矫正斜视度和眼球运动方面取得良好的术后效果。另外，从术后浆液性视网膜脱离的高发病率可以反映出，外直肌先劈开再向鼻侧转位似乎对眼球造成了一定程度的压迫。尽管这种并发症可能会让患者感到不便，且对手术产生恐惧的情绪，但鉴于这样的并发症只是一过性的，同时恢复良好，因此并不能视为实施手术的一个阻碍因素。然而，它确实值得进一步研究，特别是关于其中尚未明确的机制。MRI 和增强深度成像光学相干断层扫描（OCT）可能对这个问题提供进一步的解释。事实上，可以观察到受压的短睫状血管的穿通分支，这将证实上述提出的解释。

参考文献

1. Aygit, Ebru Demet, Asli İnal, et al. (2019).Simplified approach of Gokyigit's technique for complete cranial nerve third palsy. Int Ophthalmol, 39(1), 111-116.

2. Bagheri, Abbas., Mohadeseh Feizi, et al. (2019). Lateral Rectus-Medial Rectus Union: A New Surgical Technique for Treatment of Complete Third Nerve Palsy. J Pediatr Ophthalmol Strabismus, 56(1), 10-18.

3. Basiakos, Sotirios, Michael Gräf, et al. (2019). Splitting of the lateral rectus muscle with medial transposition to treat oculomotor palsy; a retrospective analysis of 29 consecutive cases. Graefes Arch Clin Exp Ophthalmol, 257(9), 2005-2014.

4. Chaudhuri, Zia. & Joseph L. Demer. (2015). Magnetic resonance imaging of bilateral split lateral rectus transposition to the medial globe. Graefes Arch Clin Exp Ophthalmol, 253(9), 1587-1590.

5. Erbagci, Ibrahim, Veysi Öner, et al. (2016). A New Surgical Treatment Option for Chronic Total Oculomotor Nerve Palsy: A Modified Technique for Medial Transposition of Split Lateral Rectus Muscle. J Pediatr Ophthalmol Strabismus, 53(3), 150-154.

6. Gräf, Michael. & Birgit Lorenz. (2010). Nasal-inferiore Transposition des M. rectus lateralis bei Okulomotoriusparese [Inferior nasal transposition of the lateral rectus muscle for third nerve palsy]. Klin Monbl Augenheilkd, 227(10), 804-808.

7. Gokyigit, Birsen, Serpil Akar, et al. (2013). Medial transposition of a split lateral rectus muscle for complete oculomotor nerve palsy. JAAPOS, 17(4), 402-410.

8. Hunter, David G., Yoshihiro Yonekawa, et al. (2017). Central serous chorioretinopathy following medial transposition of split lateral rectus muscle for complete oculomotor nerve palsy. J AAPOS, 21(6), 517-518.

9. Kaufmann, Herbert. (1990). Die sogenannte Zügeloperation [The so-called bridle operation]. Fortschr Ophthalmol, 87(2), 189-191.

10. Kaufmann, Herbert. (1991). "Lateralissplitting" bei totaler Okulomotoriusparalyse mit Trochlearisparese ["Lateralis splitting" in total oculomotor paralysis with trochlear nerve paralysis]. Fortschr Ophthalmol, 88(3), 314-316.

11. Kaufmann, Herbert. (1995). Strabismus. 2nd edn. Stuttgart: Georg Thieme Verlag KG, 647-648.

12. Kaufmann, Herbert. (2007). Surgical procedures in the treatment of paralytic strabismus. Mykonos: Transactions 31st European Strabismol Association (ESA), 7.

13. Kaufmann, Herbert. (2011). Operative Versorgung der Okulomotoriusparese. ZPA, 32, 329-334.

14. Saxena, Rohit, Medha Sharma, et al. (2016). Medial transposition of split lateral rectus augmented with fixation sutures in cases of complete third nerve palsy. Br J Ophthalmol, 100(5), 585-587.

15. Saxena, Rohit, Medha Sharma, et al. (2018).Full tendon medial transposition of lateral rectus with

augmentation sutures in cases of complete third nerve palsy. Br J Ophthalmol, 102(6), 715-717.

16. Shah, Ankoor S., Sanjay P. Prabhu, et al. (2014). Adjustable nasal transposition of split lateral rectus muscle for third nerve palsy. JAMAOphthalmol, 132(8), 963-969.

17. Sorenson, Rebecca. & Ajay Soni. (2017). Central serous chorioretinopathy following medial transposition of split lateral rectus muscle for complete oculomotor nerve palsy. J AAPOS, 21(2), 161-162.

18. Taylor, J. Norton. (1989). Surgical management of oculomotor nerve palsy with lateral rectus transplantation to the medial side of globe. Aust N Z J Ophthalmol, 17(1), 27-31.

19. Tsai, Chong-Bin. & Chien-Liang Fang. (2020). Fascia lata augmented nasal transposition of split lateral rectus in complete oculomotor nerve palsy with a previous failed surgery. Eur J Ophthalmol, 30(3), 608-611.

第九章　用于治疗动眼神经麻痹的外直肌劈开和鼻侧转位术

Birsen Gökyiğit　著

何　靖　译

周薇薇　邓宏伟　校

摘　要：在完全性动眼神经麻痹中，达到第一眼位正位是困难的。许多相关的手术技术已经进行叙述。本章概述和分析了用于治疗完全性动眼神经麻痹导致眼球偏斜的手术方式的背景和改进方法，这种手术方式将外直肌劈开并在内直肌肌止端行鼻侧转位。

关键词：外直肌劈开；转位术；动眼神经麻痹

第一节　引　言

动眼神经支配了 6 条眼外肌（EOM）中的 4 条肌肉，即上直肌（SR）、下直肌（IR）、内直肌（MR）和下斜肌（IO）。因此，在该神经完全麻痹的情况下，由于上述眼外肌的麻痹以及未受影响的外直肌（LR）和上斜肌（SO）的过度作用，眼处于明显外展、轻度下斜和内旋的状态。这种难以完全治疗的眼球偏斜，一直是眼科学中最具挑战性的问题之一。

在这种情况下，治疗的目标是在第一眼位保持双眼的视野，即使只是一个小的无重影区域，并确保患眼在第一眼位保持正位。

在完全性动眼神经麻痹中，由于 MR、IR、SR 和 IO 的完全麻痹，通常用于部分肌肉麻痹的手术（如后徙缩短术和肌肉转位术）往往无效（Daniell 等，1996；Sato 等，2000；Franzco，2004；Morad 等，2005；Saxena 等，2006；Khaier 等，2008）。在上斜肌完好的情况下，将该肌肉缩短并转位至鼻侧内直肌区域以达到部分治疗效果，但多数情况下只能轻度减少偏斜（Scott，1977；Saunders 和 Rogers，1982；Young 等，2000）。

不幸的是，在许多情况下，动眼神经和滑车神经同时受到影响，使眼处于极度外展，进而使得外直肌成为唯一健康的眼外肌。

因此，在完全性动眼神经麻痹中，选择用于恢复眼球正位的方法或是消除外直肌的作用并将眼球向内拉，或是将唯一保持完好力量的外直肌转移到内直肌区域。

1989 年，Taylor 首次描述了将外直肌向鼻侧转位用于治疗完全性动眼神经麻痹导致的斜视。在这项研究中，他描述了将完好的外直肌转位至眼球的内侧，随后通过下直肌后徙和完全麻痹的内直肌缩短来进行治疗。结果是令人满意的，特别是在眼球运动方面，手术眼几乎能够实现完全内转。1993 年，Taylor 随后发表了另外 2 例病例，在这些病例中他对整个外直肌进行了鼻侧转位，即转位于内直肌和上直肌之间的中点，距离肌止端连线后方 4 mm 处。该手术将患者术前 80△ 的外斜度数减少至 30~40△，下斜度数从 25~30△ 减少至 20△。这例患者还需要进行第二次手术来处理剩余的外斜和下斜。在这 2 例病例中，随后进行内直肌缩短和下直肌后徙并向鼻侧转位，残余的偏斜也得到了满意的减少。

在一项实验研究中，通过切断 5 只成年猫双眼的内直肌来模拟内直肌麻痹，导致了平均 47.6△（42.0~55.5△）的大度数外斜视。随后，通过外直肌鼻侧转位手术来治疗这种情况（Yu 和 Choi，1991）。为了防止再次附着，已切断的内直肌尽可能往后切除。随后，将外直肌切断，将其经过上直肌下方重新缝合至内直肌后方 4 mm 的巩膜，其操作过程与之前发表的论文相同（Taylor，1989，1991）。将外直肌向鼻侧转位可以矫正平均 36.6△（24.8~45.8△）的外斜视。他们得出结论，通过这种手术方法可以提供令人满意的外观效果。

在 1991 年，Kaufmann 发表了一项关于 2 例完全性动眼神经和滑车神经麻痹患者的重要研究。Kaufmann 解决了因整个外直肌向鼻侧转位引起的旋转和垂直偏斜问题。他将外直肌劈开并将其上半部和下半部转位至距离角膜缘和上、下鼻涡静脉 20 mm 处的后赤道区域，以防止引起垂直偏斜。在转位手术过程中，外直肌的上半部分从上直肌下方穿过，下半部分从下直肌下方穿过。在第 1 个病例中，他对患眼进行了外直肌后徙 10 mm，以作为第一次手术。3 个月后，他对同一眼的外直肌进行了劈开转位，并使用额外的阔筋膜条带将外直肌固定至鼻侧眼球的新位置。他在第 2 个病例手术中未使用阔筋膜带。术后 2 例病例水平偏斜减少了 15°~20°，头位偏斜减少了 15°。然而，病例 1 和病例 2 分别仍然存在 10° 和 15° 的水平偏斜。这 2 例病例均残留了 10°~20° 的头位偏斜。尽管术后仍存在残余偏斜和异常代偿头位，但 2 例患者对他们手术的最终结果均感到满意。

Morad 和 Nemet 在一次手术中将双侧外直肌移位至上直肌肌止端的鼻侧，并联合上斜肌缩短转位至内直肌区域，治疗了 1 例患有动眼神经和滑车神经麻痹的儿童。术后 12 个月随访时仍保持眼位正位。

Graf 和 Lorenz 在 2010 年评估了 3 例患有动眼神经麻痹的病例的手术效果，这些病例均存在大度数的外斜和垂直偏斜。第 1 例患者的右眼患有动眼神经麻痹，外斜 35°，上斜 25°，内旋 9°。第 2 例患者患有不对称的双侧动眼神经麻痹，右眼外斜 35°，上斜 8°，内旋 8°。第 3 例患者有双侧动眼神经麻痹，眼固定在外斜 40° 的位置。此外，该患者的右眼失明。在这 3 例患者手术过程中，外直肌在下直肌下方穿过并移位至内直肌下缘，在下斜肌后方经过。手术医师在全麻手术中根据观察鼻侧角膜缘与内眦位置的距离来调整外直肌的附着点。术后，在第 1 个病例中，他们观察到手术眼残余外斜 2°，下斜 9°，内旋 17°，水平运动范围为 5° 内转至 5° 外转。当尝试外转时，可观察到手术眼的下转。在第 2 个病例中，没有残余的水平偏斜，但存在下斜 10° 和内旋 25°，手术眼的眼球运动范围在 0°~5° 内转。第 3 个病例的手术目的主要是改善明显异常头位。术后，尽管患者失明的右眼仍存在 15° 外斜，但基本可以保持接近正视的姿势伴轻微俯视。3 例患者中的共同观察结果是，术后患者的眼轻微下斜，而内旋较术前有所增加。

尽管 Taylor、Kaufmann、Lorenz 和 Graf 等描述的手术技术在改善水平偏斜方面取得了一定进展，但术后仍然存在明显的水平偏斜。为了进一步减少水平偏斜，Gokyigit 等在 2013 年提出了一种新手术技术，将外直肌的上半部分和下半部分置于涡静脉前方，并分别与内直肌的上缘和下缘相距约 1 mm。在这种手术技术中，外直肌劈开的两部分向鼻侧转位时需经过所有的肌肉，包括上直肌、上斜肌、下斜肌和下直肌。他们挑选了 10 例患者，术前的水平偏斜在 45~90Δ 之间。在这 10 例患者中，5 例患者的术后残留偏斜范围不超过 10Δ。在其中 3 例患者中，他们将这种技术与后续的内直肌加强手术相结合。将肌肉的两半部分放置于赤道前区域的这种创新方法极大地提高了手术矫正眼球偏斜的有效性。该研究小组建议，与传统的后徙缩短术相比，通过内直肌加强联合外直肌劈开及鼻侧转位的手术方法对动眼神经麻痹病例的治疗可能带来更好的长期效果，因为外直肌鼻侧转位后再也无法将眼球向外拉。他们还报道了垂直斜度平均能改善 3.7Δ。图 9-1 是后部眼球的示意图，展示了按照 Gokyigit 的外直肌劈开和鼻侧转位手术技术进行劈开的外直肌的上半部和下半部的附着方式。图 9-2 和图 9-3 展示了接受此手术的患者术前和术后的眼位情况。

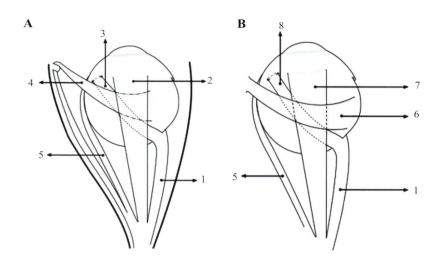

图 9-1 外直肌劈开和鼻侧转位术术后眼外肌位置的示意图

A. 眼球上方；B. 眼球下方。1. 外直肌；2. 上直肌；3. 外直肌的上半部分；4. 上斜肌腱；5. 内直肌；6. 下斜肌；7. 下直肌；8. 外直肌的下半部分

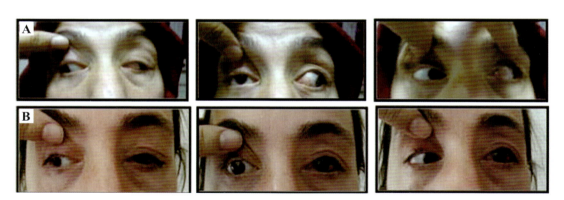

图 9-2 A. 术前和 B. 术后早期（术后 1 个月）的照片显示，左眼动眼神经麻痹患者行外直肌劈开和鼻侧转位术后眼位的情况。术前患者有 70 PD 的外斜视，术后显著减少

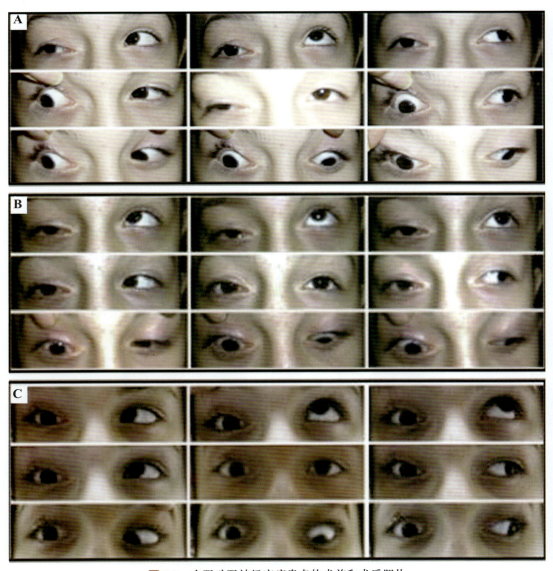

图 9-3　右眼动眼神经麻痹患者的术前和术后照片

A. 转位手术前；B. 术后 1 个月；C. 术后 12 个月。术前右眼的 45△ 外斜视在手术后改善为正位。然而，眼球的运动（包括内转、上转和下转）仍然受限，外展受限为－4

　　Shah 等在 2014 年尝试进行一种可调节的外直肌劈开和鼻侧转位术，通过手术过程中和术后在恢复室中进行个体化的微调，实现了水平性斜视和垂直性斜视的精细调整，如果需要的话，还可以在术后 1 周内进行调整。他们对 5 例患者的 6 眼进行了以上手术治疗。在他们的论文中，详细记录了每例患者的手术过程，还推测了长期效果成功和不成功的原因，并应用定性 MRI 观察患者外直肌的肌肉走向。

Sukhija 等在 2014 年发表了他们对完全性动眼神经麻痹的患者行外直肌劈开及鼻侧转位手术的效果。报道中包含了 3 例患者的 4 眼，术前外斜度数为 80~90 PD。3 例患者都进行了单纯外直肌鼻侧转位手术，术后效果不理想，并需要再次手术。他们得出结论，对于大度数外斜的完全性动眼神经麻痹患者而言，单纯进行这一种肌肉手术并不能取得满意的手术效果。

在 2015 年，Chaudhuri 和 Demer 报道了 1 例双侧动眼神经和滑车神经麻痹以及单眼外展神经部分麻痹的患者术前和术后的高分辨率定量 MRI，并计算了这种转位手术对眼外肌 Pulley 结构的影响。他们的手术方式类似于 Kaufmann 在 1991 年进行的手术（Kaufmann，1991；Basiakos 等，2019）。

Saxena 等在 2016 年对该技术进行了调整，将外直肌分成两半，然后将上半部分在上斜肌和上直肌下方穿过，将下半部分在下斜肌和下直肌下方穿过，并分别将它们缝合在内直肌肌止端的上方和下方。然后，在新的外直肌附着点后 8 mm 处，放置非吸收性赤道固定缝线（5-0 Ethibond, Ethicon, Johnson, and Johnson, Aurangabad, India），并将 25% 的外直肌纳入缝线中，将转位的外直肌每个劈开的部分固定在内直肌附近赤道部巩膜，使劈开的外直肌在赤道之前几乎与内直肌平行，并在赤道部之后分离。作者提出，通过这种方式，这些增强缝线可将劈开和鼻侧转位的外直肌力量重新定向到内直肌作用的方向。同时，对 3 例患者都进行了上斜肌后部切除术（posterior tenectomy of the superior oblique muscle，PTSO），以便使转位的上半部分外直肌在其下方能自由转动。作者进一步提出，上斜肌后部切除术会进一步减少外斜，因上斜肌是外展肌，且这种切除术可以带来更大的矫正效果。他们的结论是，外直肌劈开及鼻侧转位术是治疗完全性动眼神经麻痹的有效手术方法，并且通过使用赤道固定缝线（如 Foster 赤道缝线）来增强手术效果的这种调整改进可以提高治疗效果。然而，根据作者的观点，虽然增强缝线可能有助于稳定外直肌，但在一些情况下，如果纳入的肌肉超过 25%，可能会降低手术的预期效果，因固定的外直肌在转动时可能受限，就如 Faden 手术一样。这个研究团队也在外直肌鼻侧转位术中使用增强缝线（Saxena 等，2018）。

Erbagci 等在 2016 年进一步改进了这一手术，通过将外直肌的上半部分穿过上直肌下方，将下半部分穿过下直肌下方，将其缝合至靠近内直肌肌止端区域，这种改良手术运用在 6 例患者的 8 眼中。其中 4 例患者的手术效果令人满意。另外 2 例患者则需要额外进行内直肌缩短术。术前平均第一眼位的水平偏斜度为 74.1 ± 10.2 PD，术后随访 6 个月降至 10.8 ± 6.6 PD（*P* < 0.001）。

Shah 在他的论文中描述了其中 1 例完全性动眼神经麻痹患者在进行外直肌劈开并鼻侧转位手术后出现暂时性脉络膜渗出（Shah 等，2014）。影像检查显示，在这个病例中，劈开的外直肌与眼球的前外侧粘连，这表明后部劈开的范围不足。该病例的脉络膜渗出在几天内自行消退，没有进行任何额外的治疗。在 2017 年，Sorenson 发表了 1 例病例报道，在根据 Gokyigit 等改良的方法对该病例进行内直肌劈开手术后引起了中心浆液性脉络膜视网膜病变（central serous chorioretinopathy，CSCR）。描述的病例是 1 例 45 岁的男性，具有 A 型人格，术前患眼的视力为 20/40，眼底检查均正常。患者之前没有 CSCR 病史。术后剧烈的疼痛导致患者直到术后第 5 天才回诊所复查。检查时，虽然眼位明显得到改善，但手术眼的视力为 20/100。眼底检查显示黄斑区局部视网膜神经上皮层脱离。这一病变通过光学相干断层扫描（OCT）得到了确认。患者先暂予观察，并接受标准的术后治疗。在接下来的 5 周内，视网膜下液被吸收，患者的视力恢复至 20/40。作者将患者术后的 CSCR 主要归因于剧烈的疼痛以及由此引起的身体和心理压力。他们还提出患者的 A 型人格可能加剧了术后压力的影响。患者的视力在未进行任何干预的情况下恢复正常，也未有中断标准的术后眼药水治疗。

Gokyigit 治疗完全性动眼神经麻痹的手术技术的简易方法包括，外直肌的劈开部分不穿过上斜肌和下斜肌，只穿过上直肌和下直肌（Aygit 等，2019）。在这个由 8 例患者组成的研究中，其中 2 例患者之前曾接受外直肌后徙术、内直肌缩短术和上斜肌鼻侧转位术。这个简化版本在图 9-4 中以示意图形式呈现。

从该研究中得出，术后残余斜视度在 0~14 PD 之间被视为成功。术前平均斜视度为 −42.5 ± 2.7 PD，手术后降至 −1.7 ± 2.6 PD。这个研究表明，与术前斜视度相比，术后

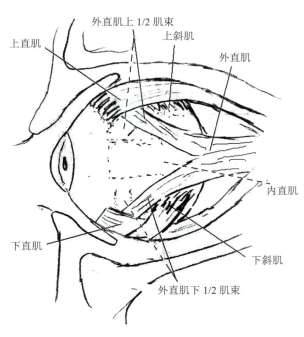

上直肌
外直肌上 1/2 肌束
上斜肌
外直肌
内直肌
下直肌
下斜肌
外直肌下 1/2 肌束

图 9-4 进行简化 Gokyigit 手术后眼球内肌肉位置示意图

眼位偏斜得到了显著改善（$P=0.026$）。

在 2019 年，Basiakos 等回顾性分析了由一位经验丰富的外科医生手术治疗的 29 例患者，并根据特定的手术和围术期方案对手术效果进行了检查。结果发现，手术大幅度降低并稳固了斜视度数和头位。手术虽然使眼球水平运动能力减弱，但使眼位更接近于正位。在这项研究中，80% 的患者在术前出现持续性复视，术后却获得了一定程度的双眼单视（BSV）。他们注意到约 1/3 的病例出现了暂时性渗出性视网膜脱离，起病时间和范围各不相同。他们得出结论，暂时性渗出性视网膜脱离是一种严重但可自愈的并发症，虽然该手术难度较大，但对于纠正完全性动眼神经麻痹引起的眼球偏斜是一种有效的方法。

在 2019 年，Bagheri 等描述了另一种外直肌劈开并鼻侧转位的术式，为外直肌 - 内直肌联合手术。在这种技术中，外直肌劈开后，上半部和下半部分别穿过上直肌和下直肌，并移至眼球鼻侧。接下来，内直肌尽可能后徙，从原肌止端断开。内直肌的远端部分也劈开分为两半，每一半分别与转位的外直肌的上半部分和下半部分相连。随后，内直肌的近端部分折叠起来并缝合回原肌止端。对于伴有下斜视和上斜肌仍保留功能的病例，还同时进行了 PTSO。该组研究里的 10 例病例，手术成功定义为术后水平偏斜角度 ≤ 10 PD，垂直偏斜角度 ≤ 5 PD，研究表明了水平偏斜和垂直偏斜的成功矫正率分别为 70% 和 90%。然而，该手术的随访时间较短。这项技术需要进一步评估长期效果，因外直肌未缝合至巩膜，而是缝合至麻痹且缩短的内直肌，且内侧牵拉可能会随着时间的推移逐渐减弱。

在 2018 年，Dodd 等在一次会议上汇报了一项调查结果，他们邀请了一组经验丰富的儿科眼科医生和斜视专家参加专门设计的云研讨会，以了解外直肌鼻侧转位手术的效果和并发症。参加这次会议的眼科医生和斜视专家每人至少进行过一次外直肌鼻侧转位术来矫正动眼神经麻痹。在报道的 32 例患者的 38 只眼中，术前眼位偏斜度为 65 PD，外斜范围在 55~90 PD 之间，术后外斜偏斜度减小至 7 PD（范围在 0~12.5 PD 之间）。并报道了 2 例并发症，即脉络膜渗出（5%）和巩膜炎（3%）。

在该手术的另一种改良方案中，外直肌被劈开成两半，然后与阔筋膜连接在一起（Tsai 和 Fang，2020）。上方和下方的阔筋膜带被转移至内直肌的肌止端，分别在上方和下方。眼球被固定在 10 PD 内斜，阔筋膜带使用 5-0 聚酯线在眼球上进行固定缝合。在这种手术改良方法下，术后 5 个月随访时可见患者保持第一眼位正位。

在 Gokyigit 等（2019）的一次会议报道中，介绍了作者在 2013 年和 2019 年使用的手术技巧。共 32 眼接受了手术。该报道称，除了 2 例最终的眼位水平偏斜分别为 18 PD 和 20 PD 外，其余所有病例接受手术后水平偏斜度都在 ±10 PD 以内，手术获得了满意的效果。

第二节 结 论

经过以上所有这些研究的评估，可以得出结论，根据外科医生的偏好和创新，外直肌劈开和鼻侧转位术及其所有改良方法均可作为治疗完全性动眼神经麻痹所导致的斜视的重要选择之一。

参考文献

1. Aygit, Ebru Demet, Asli İnal, et al. (2019). Simplified approach of Gokyigit's technique for complete cranial nerve third palsy. Int Ophthalmol 39(1): 111-116.

2. Bagheri, Abbas., Mohadeseh Feizi, et al. (2019). Lateral Rectus-Medial Rectus Union: A New Surgical Technique for Treatment of Complete Third Nerve Palsy. J Pediatr Ophthalmol Strabismus 56(1):10-18.

3. Basiakos, Sotirios, Michael Gräf, et al. (2019). Splitting of the lateral rectus muscle with medial transposition to treat oculomotor palsy; a retrospective analysis of 29 consecutive cases. Graefes Arch Clin Exp Ophthalmol 257(9):2005-2014.

4. Chaudhuri, Zia and Joseph L. Demer. (2015). Magnetic resonance imaging of bilateral split lateral rectus transposition to the medial globe. Graefes Arch Clin Exp Ophthalmol 253(9):1587-1590.

5. Daniell, Mark D., Richard M.C. Gregson, et al. (1996).Management of fixed divergent squint in third nerve palsy using traction sutures. Aust N Z J Ophthalmol 24: 261–265.

6. Dodd, M.M., Ankoor S. Shah, J. Mantagos, et al. (2018). Long-term outcomes of adjustable Nasal Transposition of Split Lateral Rectus Muscle for Third Nerve Palsy-An International perspective. Session presented at the International Strabismological Association (ISA) - American Association of Pediatric Ophthalmology and Strabismus AAPOS Annual Meeting Washington DC,USA, March 18-22, Program book 2018 p 36.

7. Erbagci, Ibrahim, Veysi Öner, et al. (2016). A New Surgical Treatment Option for Chronic Total Oculomotor Nerve Palsy: A Modified Technique for Medial Transposition of Split LateralRectus

Muscle. J Pediatr Ophthalmol Strabismus 53(3):150-154.

8. Franzco, Justin Mora. (2004). An adjustable medial orbital wall suture for third nerve palsy. Clin Exp Ophthalmol 32: 460–461.

9. Gokyigit, Birsen, Osman Bulut Ocak, et al. (2019). Long term results of split lateral rectus nasal transposition in complete third nerve palsy;comparison of original and simplified techniques in 32 patients. Transactions of the European Strabismological Association (ESA) Meeting, Helsinki, Finland, June 5-8, p.50.

10. Gokyigit, Birsen, Serpil Akar, et al. (2013). Medial transposition of a split lateral rectus muscle for complete oculomotor nerve palsy. J AAPOS 17(4):402-410.

11. Gräf, Michael and Birgit Lorenz. (2010). Nasal-inferiore Transposition des M. rectus lateralis bei Okulomotoriusparese [Inferior nasal transposition of the lateral rectus muscle for third nerve palsy]. Klin Monbl Augenheilkd 227(10):804-808.

12. Kaufmann, Herbert. (1991). "Lateralissplitting" bei totaler Okulomotoriusparalyse mit Trochlearisparese ["Lateralis splitting" in total oculomotor paralysis with trochlear nerve paralysis]. Fortschr Ophthalmol 88(3):314-316.

13. Khaier, Ayman., Emma Dawson et al. (2008). Traction sutures in the management of long-standing third nerve palsy. Strabismus 2008;16: 77–83.

14. Morad, Yair and Pinhas Nemet. (2000). Medial transposition of the lateral rectus muscle in combined third and fourth nerve palsy. J AAPOS.4(4):246-247.

15. Morad, Yair, Lionel Kowal et al. (2005). Lateral rectus muscle disinsertion and reattachment to the lateral orbital wall. Br J Ophthalmol 2005; 89 (8): 983– 985.

16. Sato, Miho, Manami Maeda, Tomohisa Ohmura, et al. (2000).Myectomy of lateral rectus muscle for third nerve palsy. Jpn J Ophthalmol. 44 (5):555-558.

17. Saunders, Richard A. and Gary L. Rogers. (1982). Superior oblique transposition for third nerve palsy. Ophthalmology 89 (4): 310–316.

18. Saxena, Rohit, Ankur Sinha, et al. (2006). Precaruncular periosteal anchor of the medial rectus, a new technique in the management of complete external third nerve palsy. Orbit 25: 205–208.

19. Saxena, Rohit, Medha Sharma, et al. (2018).Full tendon medial transposition of lateral rectus with augmentation sutures in cases of complete third nerve palsy. Br J Ophthalmol 102(6):715-717.

20. Saxena, Rohit, Medha Sharma, et al. (2016). Medial transposition of split lateral rectus augmented with fixation sutures in cases of complete third nerve palsy. Br J Ophthalmol 100(5):585-587.

21. Scott, Alan B. (1977). Transposition of the superior oblique. Am Orthopt J 27:11-14.

22. Shah, Ankoor S., Sanjay P. Prabhu, et al. (2014). Adjustable nasal transposition of split lateral rectus muscle for third nerve palsy. JAMA Ophthalmol 132(8):963-969.

23. Sorenson, Rebecca and Ajay Soni. (2017). Central serous chorioretinopathy following medial

transposition of split lateral rectus muscle for complete oculomotor nerve palsy. J AAPOS 21(2):161-162.

24. Sukhija, Jaspreet, Savleen Kaur, et al. (2014). Nasal lateral rectus transposition combined with medial rectus surgery for complete oculomotor nerve palsy. J AAPOS 2014;18(4): 395-396.

25. Taylor, J. Norton. (1989). Surgical management of oculomotor nerve palsy with lateral rectus transplantation to the medial side of globe. Aust N Z J Ophthalmol 17(1):27-31.

26. Taylor, J. Norton. (1993). Transplantation of the lateral rectus muscle to the medial side of the globe in third nerve palsy. Aust N Z J Ophthalmol 21(4):282.

27. Tsai, Chong-Bin, and Chien-Liang Fang. (2020). Fascia lata augmented nasal transposition of split lateral rectus in complete oculomotor nerve palsy with a previous failed surgery. Eur J Ophthalmol 30(3):608-611.

28. Young, Terri L., Bridget M. Conahan, et al. (2000). Anterior transposition of superior oblique tendon in management of oculomotor palsy and its influence on postoperative hypotropia. J AAPOS 37 (3):149–155.

29. Yu, Young Suk and Dong Gyu Choi. (1991). Medial transposition of the lateral rectus muscle in experimentally induced medial rectus paralysis. Korean J Ophthalmol 5(1):9-14.

第十章 外直肌劈开和鼻侧转位术后稳定的外直肌 Pulley 结构位置

Zia Chaudhuri，Joseph L Demer　著

周薇薇　译

陶政旸　邓宏伟　校

摘　要： 动眼神经麻痹的主要治疗方法是减弱外直肌的外展作用，有时需加强部分麻痹的眼外肌使眼球居中。有很多减弱外直肌的方法，包括外直肌劈开并向鼻侧转位，试图使外直肌的外展作用转换成内收作用，进而在眼球内转时能束缚麻痹眼。我们描述了 1 例因双侧动眼神经和滑车神经麻痹而接受双侧外直肌劈开并鼻侧转位的患者。其进行了术前和术后的高分辨率表面线圈眼眶磁共振成像（MRI），术后影像学显示，尽管进行了大范围的转位手术，但是外直肌的 Pulley 结构未发生明显的变化。

关键词： 外直肌劈开；鼻侧转位；Pulley 结构；MRI

第一节　引　言

对于眼科医生来说，如何改善完全性动眼神经麻痹患者的眼位一直以来都具有一定的挑战性。医生应就手术后可能达到的眼球运动功能和外观改善期望向患者提供真实的咨询。在出现完全性动眼神经麻痹时，有功能的眼外肌只剩下由外展神经支配的外直肌和由滑车神经支配的上斜肌。动眼神经支配的拮抗肌麻痹导致其无法发挥作用，相对的，功能正常的眼外肌会随之产生功能亢进。此外，对侧非麻痹眼的配偶肌也会出现功能亢进。因此，在治疗过程中，眼科医生需要考虑双眼眼外肌中功能不足和功能亢进的肌肉，应采取不同的斜视手术方式来矫正外斜及下斜眼位，恢复中心注视。然而，想要达到这个目标，手术的实施必须针对麻痹眼，而非对侧眼。

第二节　外直肌劈开和鼻侧转位术

在动眼神经麻痹的病例中，不论是否进行其他的眼外肌手术，麻痹眼的外直肌减弱术在多数情况下是需要进行的。目前很多文献已经发表了多种减弱外直肌的方法，其中包括超常规量外直肌后徙、外直肌离断术、外直肌折叠眶外侧缘骨膜固定术、外直肌劈开和鼻侧转位术。近 20 年来，外直肌劈开联合鼻侧转位手术越来越流行，而且被广泛报道应用，包括动物实验（Yu 和 Choi，1991）和临床研究中（Taylor，1989；Kaufman，1991；Morad 和 Nemet，2000；Kaufman，2011；Chaudhuri 和 Demer，2015；Erbagci 等，2016；Basiakos 等，2019）。此手术方式联合同侧内直肌缩短术可以矫正约 40~50 PD 的外斜视。事实上，此术式在临床上已被常规应用，用于矫正伴随的上斜视以及减轻眼性斜颈（Graf 和 Lorenz，2010）。与起初的手术方式相比，不同学者采取不同的手术改良方式来提高手术效果，包括采用不同的鼻侧附着点（Gokyigit 等，2013）、使用调整缝线（Shah 等，2014，Saxena 等，2020）、后固定缝线（Saxena 等，2016）和大腿筋膜（Tsai 等，2020），以及内外直肌肌腹联结术（Bagheri 等，2019）。最近，外直肌劈开和鼻侧转位术也用于矫正协同分开的病例（Maher 和 Awadein，2019；Sharma 等，2020）。

第三节　病例分析

在临床中，双侧对称性动眼神经麻痹比较罕见，这种情况通常源于中枢，即双侧中脑动眼神经核附近组织的病变（Warwick，1953）。由于解剖层面上受累的眼外肌较多，因此此种斜视难以治疗。患者通常表现为双眼外斜。

我们评估了 1 例年轻的亚洲女性，其患有长期的、双侧完全性动眼神经和滑车神经麻痹，由童年时期头部创伤引起的中脑梗死所导致。患者表现为 90 PD 外斜视，双眼完全不能内转、上转和下转。在试图下转时无法内旋，表示患者滑车神经麻痹（Chaudhuri 和 Demer，2015）。术前进行 1.5 Tesla 和 T_2 快速自旋回波（T_2 fast spin echo，T_2 FSE）高分辨率表面线圈眼眶 MRI（美国威斯康星州密尔沃基，GE Signa）眼眶 2 mm 切片扫描显示，双侧动眼神经和滑车神经支配的双侧眼外肌均萎缩，以及右眼外直肌部分萎缩（图 10-1）。头部 MRI 显示中脑导水管周围梗死（图 10-2）。

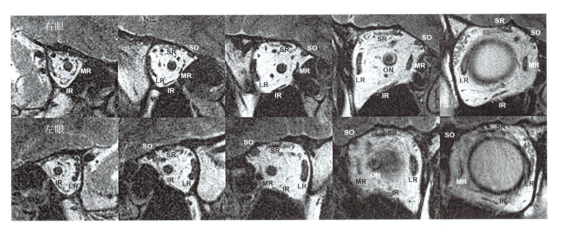

图 10-1 受试者左右眼眶由后至前准冠状位 T₂ 快速自旋回波（T₂ FSE）MRI

显示双侧内直肌、上直肌、下直肌和上斜肌肌肉萎缩。右眼外直肌轻度萎缩，左眼外直肌正常。这证实了双侧动眼神经和滑车神经麻痹合并右侧外展神经麻痹的临床表现。MR：内直肌；LR：外直肌；SR：上直肌；IR：下直肌；SO：上斜肌；IO：下斜肌

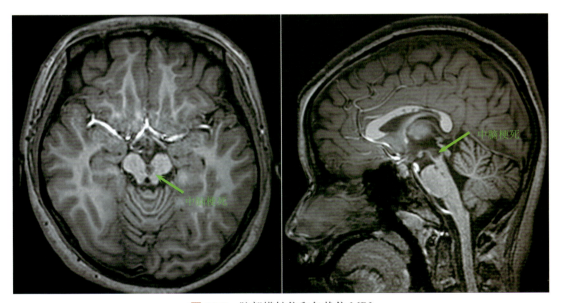

图 10-2 脑部横轴位和矢状位 MRI

显示中枢中脑梗死，从而导致双侧动眼神经、滑车神经和右侧外展神经麻痹，产生相应临床表现

　　双眼外直肌劈开和鼻侧转位术通常被建议用于改善严重的外斜视。在 Kaufman 最初描述的手术方式中，需要先将双眼外直肌纵向劈开，再将两个半部分的外直肌转位至内直肌的肌止端区域，以此改变外直肌作用力方向以矫正外斜视（图 10-3）。按照 1991 年 Kaufmann 等描述的手术方式，手术者须将外直肌劈开后沿其巩膜面的附着点向后继续

劈开并延伸 15~17 mm，然后将上半部分外直肌穿过上直肌和上斜肌，下半部分外直肌穿过下直肌和下斜肌，再将游离端缝合至内直肌肌止端后 10 mm 的巩膜（图 10-4）。术后 2 周外斜视为 14 PD，2 年后外斜视稳定在 30 PD（图 10-5）。患者在斜视矫正手术后 1 年接受了双侧额肌悬吊术。

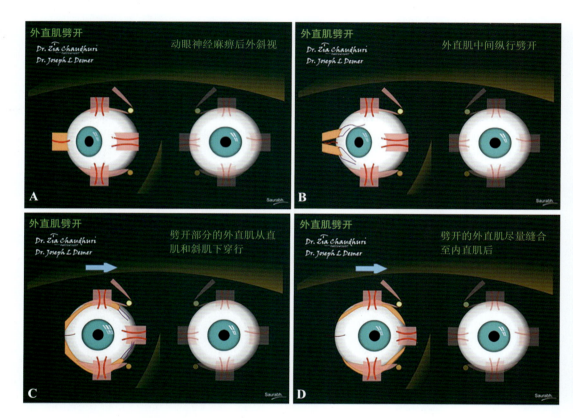

图 10-3　A、B. 外直肌劈开并鼻侧转位在外斜视中产生的有益作用；C. 右眼显示产生明显外斜，右眼外直肌被劈开。分离的外直肌上半部分从右眼上直肌和上斜肌下穿过，下半部分从右眼下直肌和下斜肌穿过，让分离的两部分外直肌均达到眼眶的内侧；D. 强调了与 A、B 中的外斜位置相比，当向内侧拉动分离的外直肌时，眼球会产生更多的内收作用

外直肌的分叉末端缝合至巩膜内侧，但根据具体缝合位置的不同会产生许多手术方式。然而，这种图示是一个简化的手术概要（图表提供：Dr.Saurabh Sawhney，DNB，MCA，PGP-AIML）

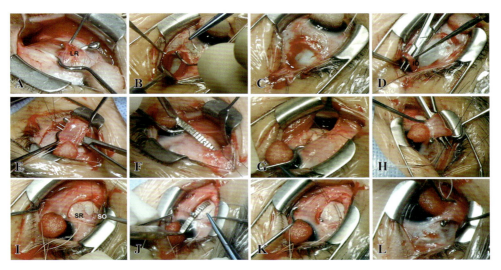

图 10-4　连续图示外直肌劈开和鼻侧转位过程

A. 外科医生的视图，使用小钩将外直肌向后朝 Pulley 结构分离；B. 两个半侧的外直肌肌腱分别缝合；C. 侧视图，从止端游离开；D. 侧视图，下半部分外直肌由萎缩的下斜肌和眼球壁之间穿过；E. 外科医生视图，向后穿过下斜肌下方；F、G. 外科医生视图，外直肌下半部分在内直肌止端后 10 mm 处缝合；H. 侧视图，外直肌上半部分穿过上斜肌和上直肌中间位置下方；J、K. 外科医生视图，在内直肌止端后 10 mm 处缝合。L. 侧视图，外直肌向内收缩，使眼球居中

此图经 Jaypee Brothers Medical Publishers 许可转载；原图出自《斜视的治疗管理》(*Management of Strabismus*)。收录于《研究生眼科学》(第 2 版)(*Postgraduate Ophthalmology Edition* 2)，编辑为 Zia Chaudhuri 和 M Vanathi，2406-2440 页。新德里、伦敦、杰佩兄弟医学出版社；原照片提供：Joseph L Demer 教授

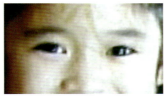

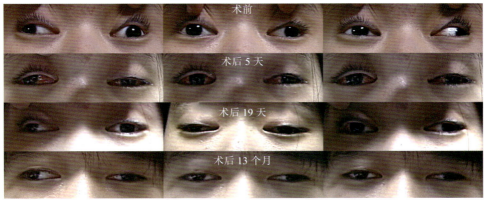

图 10-5　从上到下根据时间顺序连续展示临床照片

最上方的照片显示患者在头部外伤前眼位情况，随之下图则分别展示了术后 5 天、19 天和 13 个月的眼球位置。术后 13 个月时，患者还进行了双侧额肌悬吊手术

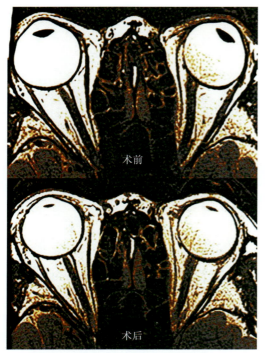

图 10-6 术前和术后视神经轴向位 MRI

眼眶轴位 MRI 显示分离的外直肌前部向鼻侧移位。需要注意的是，外直肌后部路径并未发生移位

术后 2 个月进行的高分辨率表面线圈眼眶 MRI 检查发现，虽然外直肌分离后将两个半侧肌肉的前部向鼻侧转位，但眼外肌的后部没有改变（图 10-6）。与标准数据相比，术前右眼外直肌 Pulley 结构下移约 5.5 mm，左眼内直肌 Pulley 结构侧移 2.5 mm、下移 3 mm（Clark 和 Demer，2002；Chaudhuri 和 Demer，2015）。术后，右眼外直肌 Pulley 结构上移 3 mm，左眼内直肌 Pulley 结构下移 7 mm，左眼下斜肌 Pulley 结构偏离正常位置约 4 mm（表 10-1）。值得注意的是，尽管双眼外直肌被劈开，而且分开的两个半侧肌肉止端进一步向鼻侧转位，但双眼的外直肌 Pulley 结构并未发生鼻侧移位（图 10-7）。Shah 等于 2014 年也发表过类似的报道。

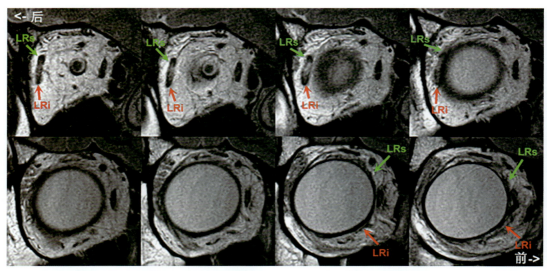

图 10-7 右眼眶冠状面 MRI，从后到前的平面图

显示分离的外直肌从球 - 视神经交界处到鼻侧靠近 MR 前方的鼻侧附着处。注意外直肌的后路位置未见移位。LRi：下半部分外直肌；LRs：上半部分外直肌。本图片经 Springer 许可转载，原图出自《双侧分裂侧直肌转位到内侧球的磁共振成像》一文 [Magnetic Resonance Imaging of bilateral split lateral rectus transposition to the medial globe. Chaudhuri,-Zia and Joseph L Demer. (2015). *Graefes Arch ClinExp Ophthalmol* 253(9): 1587-1590.]

表 10-1　手术前后眼外肌 Pulley 结构位置

Pulley 结构位置（mm）	右眼 术前		右眼 术后		左眼 术前		左眼 术后		正常（95% 可信区间）	
	侧面	上方	侧面	上方	侧面	上方	侧面	上方	侧面	上方
LR	10.27	−5.81*	10.07	−2.71*	13.43*	0.51	14.03*	2.98*	10.1±0.55	−0.3±1.03
MR	−12.84	−0.7	−14.37	1.02	−12.03*	−2.99*	−11.62*	−6.28*	−14.41±1.01	−0.11±1.24
SR	−2.68	11.15	−2.3	8.35*	−2.16	11.17	−2.77	10.44	−2.3±0.88	11.8±0.84
IR	−3.8	−14.05	−3.73	−11.73	−0.18*	−15.59*	1.11*	−15.98*	−5.36±0.91	−12.22±1.01

注：* 代表眼外肌 Pulley 结构明显偏离正常位置。

术前右眼外肌 Pulley 结构存在明显下移，但在术后明显下移，内直肌和下直肌 Pulley 结构有明显侧移，其中内直肌和下直肌 Pulley 结构下移明显，术后这些异常 Pulley 结构位置基本保持不变，但在术后减少了约 3 mm（"−"表示更向低位和更偏向鼻侧）。术后，下方上直肌 Pulley 结构发生了移位。

术前左眼眶外直肌，内直肌和下直肌 Pulley 结构有明显侧移，但内直肌 Pulley 结构下移增加约 4 mm，外直肌 Pulley 结构上移约 2.5 mm。术后直肌转位到内侧球内直肌 Pulley 结构下移增加约 4 mm，外直肌 Pulley 结构上移约 2.5 mm。本表经 Springer 许可转载，原图出自《双侧分裂侧外直肌转位到内侧球的磁共振成像》一文 [Magnetic Resonance Imaging of bilateral split lateral rectus transposition to the medial globe. Chaudhuri, Zia and Joseph L Demer. (2015). *Graefes Arch Clin Exp Ophthalmol* 253 (9): 1587-1590.]

第四节　眼外肌 Pulley 结构及其外科意义

20 世纪后期，斜视领域的一个重要神经解剖研究进展揭示了球后 Tenon 囊中存在的结缔组织（即 Pulley 结构）在眼球直肌功能机械起源中的作用（Demer，2006，2006，2008，2011）。由于将外直肌一分为二，并将两个半侧肌肉向鼻侧方向移位并进行重新定位，因此此过程可能会影响外直肌 Pulley 结构的功能和位置。然而，在手术后不久进行的定量 MRI 显示，后方的外直肌走行路径几乎没有变化。因此，即使像外直肌劈开和鼻侧转位这样大幅度改变肌肉走向的手术也不会在实质上改变外直肌 Pulley 结构的位置。由此可以证明，结缔组织 Pulley 结构在面对前部眼肌路径的巨大变化时具有较强的韧性、强度和稳定性。另一方面，这也可能导致移位的半侧外直肌肌腱继续向功能性外直肌的原始位置 Pulley 牵引，并随着时间的推移导致外斜视逐渐复发。通过扩大手术改变 Pulley 结构可能会增加其长期有效性。然而，这种手术需要在眼眶深部、靠近视神经和中心凹的地方进行细致的手术，可能会增大对视力的不良影响（Kaufman，1991；Hunter 等，2017；Tripathy，2018）。

因此，临床医生在决策时应考虑每个病例其个性化的治疗方法，权衡这种较为激进的手术方式的获益及其并发症，并给予患者一个符合实际的期望。在外直肌劈开和鼻侧转位时可以考虑同时进行上斜肌断腱术和下斜肌切除术，这样可以改善手术后眼外肌之间的紧张拥挤，进而减少视力方面的相关并发症（Hunter 等，2017）。

第五节　结　论

本章病例的独特之处在于其双侧性，同时累及双侧动眼神经，有时甚至累计滑车神经和外展神经，因此术前存在较大的外斜视度数。由于患者术前双眼视力良好，更激进的外直肌 Pulley 结构手术可能会危及患者的视力，因此这种手术可能并不是最理想的选择。然而，正如前面提到的，临床医生应该根据患者的实际情况，个性化分析并详细讨论手术的实际预期结果，权衡长期获益与短期并发症风险。

致谢： 本研究得到了美国公共卫生服务部国家眼科研究所（National Eye Institute）的资助（资助编号为 EY008313），以及防盲研究的支持。Zia Chaudhuri 的工作得到了印度政府（GOI）科学技术部（DST）的 BOYSCAST 奖学金的支持，生物技术部（DBT）的支持（GOI 项目编号 BT/MB/IndoUS/VR/02/2013），以及科学与工程研究委员会（SERB）的支持（GOI 项目编号 EMR/2016/005829）。

参考文献

1. Bagheri, Abbas., Mohadeseh Feizi, et al. (2019). Lateral rectus-medial rectus union: A new surgical technique for treatment complete third nerve palsy. J. Pediatr.Ophthalmol. Strabismus 56(1):10-18.

2. Basiakos, Sotirios, Michael Gräf, et al. (2019). Splitting of the lateral rectus muscle with medial transposition to treat oculomotor palsy; a retrospective analysis of 29 consecutive cases.Graefes Arch. Clin. Exp. Ophthalmol. 257(9): 2005-2014.

3. Chaudhuri, Zia and Joseph L. Demer. (2015). Magnetic resonance imaging of bilateral split lateral rectus transposition to the medial globe. Graefes Arch. Clin. Exp. Ophthalmol. 253(9):1587-1590.

4. Clark, Robert A. and Joseph L. Demer. (2002). Effect of aging on human rectus extraocular muscle paths demonstrated by magnetic resonance imaging. Am. J. Ophthalmol. 134(6): 872–878.

5. Demer, Joseph L. (2006). A 12-year, prospective study of extraocular muscle imaging in complex strabismus. J. AAPOS 6(6): 337–347.

6. Demer, Joseph L. (2006). Current concepts of mechanical and neural factors in ocular motility. Curr. Opin. Neurol. 19(1): 4–13.

7. Demer, Joseph L. (2008). More respect for connective tissues. J. AAPOS 12(1): 5–6.

8. Demer, Joseph L. and Anita Dusyanth. (2011). T2 fast spin echo magnetic resonance imaging of extraocular muscles. J. AAPOS 15(1)1: 7–23.

9. Erbagci, Ibrahim, Veysi Öner, et al. (2016). A new surgical treatment option for chronic total oculomotor nerve palsy:A modified technique for medial transposition of split lateral rectus muscle. J. Pediatr. Ophthalmol. Strabismus 53(3):150-154.

10. Gokyigit, Birsen, Serpil Akar, et al. (2013). Medial transposition of a split lateral rectus muscle for complete oculomotor nerve palsy. J. AAPOS 17(4): 402-410.

11. Gräf, Michael and Birgit Lorenz. (2010). Nasal-inferiore Transposition des M. rectus lateralis bei Okulomotoriusparese [Inferior nasal transposition of the lateral rectus muscle for third nerve

palsy]. Klin. Monbl.Augenheilkd. 227(10):804-808.

12. Hunter, David G., Yoshihiro Yonekawa, et al. (2017). Central serous chorioretinopathy following medial transposition of split lateral rectus muscle for complete oculomotor nerve palsy. J. AAPOS 21(6):517-518.

13. Kaufmann, Herbert. (1991). "Lateralissplitting" bei totaler Okulomotoriusparalyse mit Trochlearisparese ["Lateralis splitting" in total oculomotor paralysis with trochlear nerve paralysis]. Fortschr. Ophthalmol. 88(3):314-316.

14. Kaufmann, Herbert. (2011). Operative Versorgung der Okulomotoriusparese (Surgical Procedures in the treatment of 3rd nerve palsy). Z. Prakt. Augenheilkd. 32: 329–334.

15. Maher, Sara and Ahmed Awadein. (2019). Medial transposition of a split lateral rectus muscle in synergistic divergence. J. AAPOS 23 (5): 305-306.

16. Morad, Yair and Pinhas Nemet. (2000). Medial transposition of the lateral rectus muscle in combined third and fourth nerve palsy. J. AAPOS.4(4):246-247.

17. Saxena, Rohit, Anin Sethi, et al. (2020). Enhanced adjustable nasal transposition of split lateral rectus muscle for surgical management of oculomotor palsy. J. AAPOS 24(3): 183-186.

18. Saxena, Rohit, Medha Sharma, et al. (2016). Medial transposition of split lateral rectus augmented with fixation sutures in cases of complete third nerve palsy. Br. J. Ophthalmol. 100(5):585-587.

19. Shah, Ankoor S., Sanjay P. Prabhu, et al. (2014). Adjustable nasal transposition of split lateral rectus muscle for third nerve palsy. JAMAOphthalmol. 132(8):963-969.

20. Sharma, Pradeep, Rohit Saxena, et al. (2020). Augmented medial transposition of split lateral rectus in the management of synergistic divergence. J. AAPOS 24(1): 37-40.

21. Taylor, J. Norton. (1989). Surgical management of oculomotor nerve palsy with lateral rectus transplantation to the medial side of globe. Aust. N.Z. J. Ophthalmol. 17(1):27-31

22. Tripathy, Koushik. (2018). Central serous chorioretinopathy following medial transposition of split lateral rectus muscle for complete oculomotor palsy. J. AAPOS 22(1): 83.

23. Tsai, Chong-Bin, and Chien-Liang Fang. (2020). Fascia lata augmented nasal transposition of split lateral rectus in complete oculomotor nerve palsy with a previous failed surgery. Eur. J. Ophthalmol. 30(3):608-611.

24. Warwick, Roger. (1953). Representation of the extraocular muscles in the oculomotor nuclei of the monkey. J. Comp. Neurol., 98(3), 449-503.

25. Yu, Young Suk and Dong Gyu Choi. (1991). Medial transposition of the lateral rectus muscle in experimentally induced medial rectus paralysis.Korean J. Ophthalmol. 5(1):9-14.

第十一章　眼直肌折叠术

Sotirios Basiakos，Michael H. Gräf　著

陈　静　译

何　靖　邓宏伟　校

摘　要：任何对眼外肌的手术，无论是加强手术、减弱手术还是改变眼外肌方向的手术，都有可能影响肌肉的矢量力。直肌截除缩短和直肌折叠都属于加强手术，不同地区的外科医生根据自己的熟悉程度使用不同的方法。眼直肌折叠术有许多明显的优点。本章概述了关于这个术式的当前观点。

第一节　引　言

当考虑眼外肌（EOM）加强手术时，眼直肌折叠及肌肉截除缩短是主要选择，因眼外肌手术的进展主要与对先前行后徙术的眼外肌进行再手术相关。眼直肌折叠术包括折叠肌腱并将其固定在巩膜，从而缩短眼外肌的部分舒张并增强其张力。改良折叠术是一种类似的手术，其中将褶皱固定在肌肉本身。需要注意的是，一些作者会将这 2 个术语互换使用。眼直肌折叠术作为一种有许多明显优势的手术方式，可成为每一位斜视手术医生的有效武器。

第二节　历　史

1874 年，James F. Noyes 描述了一种技术，包括在距离肌止端一定的距离处切断眼外肌肌腱，并使用相当大的重叠（双排扣）将两个部分缝合在一起，以缩短肌肉从而加强肌肉力量。这构成了现代折叠术的前身。随后，DeWecker 于 1883 年和 Knapp 于 1898 年描述了肌肉 - 肌肉的折叠技术。然而，这些 EOM 并未缝合至巩膜。第一次真正的肌肉 - 巩膜的折叠由 Clemens 于 1928 年提出，他描述了使用特制折叠器对眼外肌进行折叠，然后将折叠的肌肉缝合至巩膜。他还使用巩膜缝合线来关闭结膜切口。眼直肌折叠术

的现代形式由 DuPont 于 1955 年描述，并由 Küper 于 1964 年进行了改进。图 11-1 以图解方式详细说明了该手术过程。在 1969 年德国眼科学会（German Ophthalmological Society，DOG）年会的会议记录中，该技术广泛被称为 DuPont-Küper-Faltung 折叠术，而且其在参会人员中已然被公认为眼外肌加强术的标准手术流程，并且在随后继续沿用（Wolfgang，1970；Küper 和 Promesberger，1987）。Wright 在 1991 年描述了一种技术，放弃了将肌腱环折叠在肌肉下方的步骤，让其自行在缝线结的位置粘连（Park，Min 和 Wright，1991；Wright，1991；Wright 和 Lanier，1991）。随后在原有的基础上进一步改良眼直肌折叠术的过程，该手术方式在全球得到了广泛接受（Velez 等，2013；Chaudhuri 和 Demer，2014；Laria 和 Piñero，2015；Wright，2015；Wright 和 Corradetti，2017）。

第三节　经典手术操作

图 11-1 阐明了肌肉对巩膜折叠术的标准操作之一（kuuper，1964）。这些步骤包括：①沿角膜缘做放射状结膜切口，识别并钩取直肌，对直肌止端后约 10 mm 进行钝性剥离，并充分暴露周围的巩膜。第二个斜视钩轻轻放置在肌肉下面，并向眼眶方向推动，以保持直肌绷紧，并轻轻地将其从球壁上抬起，从而促进缝针通过。测量与肌肉附着点的适当距离，于缩短的肌肉边缘处放置两条双臂套环缝线，双重或三重打结将其固定在每个边缘，其宽度约为肌肉宽度的 1/3。然后，针在肌肉附着边缘前外侧点穿过浅层巩膜。将这两条双臂套环缝线平行缝合在肌止端前外侧的巩膜上，彼此相距约 1 mm（图 11-1A）；②一个长、薄、非创伤性的器械，如虹膜恢复器，然后平放在缝合线下的肌肉上。助手手持这个器械，将多余的肌腱环整齐地折叠在覆盖的肌肉下，同时主刀医生收紧缝线并打结（图 11-1B 和 11-1C）。对于折叠量少的手术可以使用纤细的插管；③在缝线打结后，轻轻地取出虹膜恢复器，使折叠的肌肉保持平整（图 11-1D）。这一步很重要，因为如果不轻轻地移除虹膜恢复器，那么折叠的直肌可能会皱褶在一起，导致该处明显变厚，影响外观。最后关闭结膜切口。

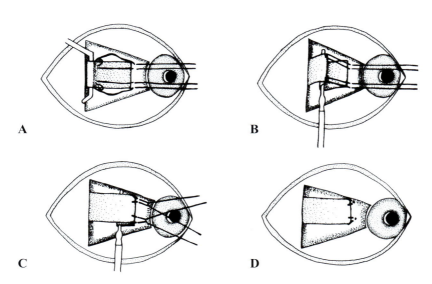

图 11-1　基于 Küper 1964 年对直肌折叠术过程描述的示意图

A. 将肌肉悬挂在双臂缝线上，然后将其穿过肌肉附着点前的巩膜；B. 在缝线下方放置一个薄且钝的器械，主刀医生开始向前拉动肌肉；C. 待助手保持下面折叠的肌肉绷紧时再结扎缝线；D. 待折叠的部分整齐地放置于眼外肌下方后折叠手术完成

从直肌截除缩短术到直肌折叠术的转换相对简单。可观察并借鉴的一些操作是：①充分的眼直肌准备是必要的；②将缝针穿过板层巩膜而不穿透似乎有点困难。为了操作安全，缝针的巩膜面必须没有任何结缔组织或血液；③因向眼眶方向反拉是使折叠的直肌覆盖在肌肉下方并很好地对折的必要条件，故助手的协助非常重要。如果折叠的直肌不平整，无论是功能上还是外观上，手术的整体效果均欠佳。因此，助手需要一定的学习曲线；④平整的折叠会使术后外观平坦且美观；⑤在折叠量少的手术操作中，很难将折叠的部分整齐地放置于肌肉下；⑥折叠量大的手术中，由于涉及折叠的直肌部分较厚，故术后美观度可能欠佳。

第四节　眼直肌折叠术的演变

图 11-2 阐明了 DuPont 和 Küper 经典技术的变化，除改用单臂缝合外，其他步骤保持不变（Chaudhuri 和 Demer，2014）。这项初步研究回顾性比较了水平眼直肌折叠与水平直肌截除缩短的手术量的影响。与既往行直肌截除缩短术伴或不伴水平拮抗直肌后徙术相比，眼直肌折叠术后平均的随访时间更短，目前主治医生更偏好行直肌折叠术。

本研究也报道了垂直直肌折叠术的结果，但在本质上没有可比性。作者报道，在外斜视（XT）的治疗中，同样手术量的内直肌（MR）折叠术和截除缩短术的结果相似，而在内斜视（ET）中，外直肌（LR）折叠术的结果略低于外直肌截除缩短术。在直肌折叠术中，直肌上的睫状血管循环自始至终都是通畅的。作者进一步强调，眼直肌折叠术在外观上的影响是可以接受的，并没有产生任何显著的变厚或在结膜下凸起。他们的结论是，水平直肌折叠术是一种快速、操作简单的手术方式，在内斜视和外斜视的手术治疗中，矫正效果类似于直肌截除缩短术。他们强调，眼直肌折叠术可减少手术创伤，保留血管，并可能在术后前几天通过延长缝线来进行调整。

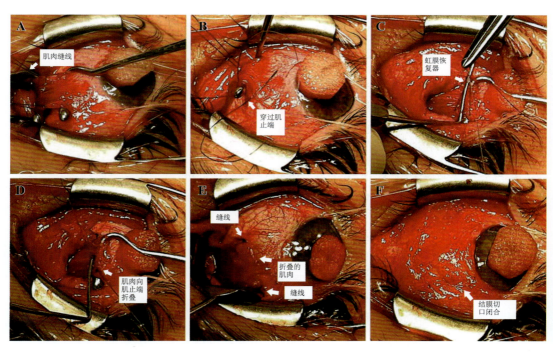

图 11-2 A. 缝线穿过肌肉边缘的距离等于肌肉切除距离；B. 将这两条双臂套环缝在肌止端处两侧巩膜上；C、D. 助手将虹膜恢复器暂时平放在缝合线下的肌肉上，将前方的肌腱紧贴球壁向后折叠；E. 被折叠的肌肉平整不突出；F. 闭合结膜切口

经《美国医学会》许可转载；Chaudhuri Zia and Joseph L Demer. (2014). Surgical outcomes following rectus muscle plication. *JAMA Ophthalmology* 132 (5): 579-585

在一项关于 30 例不同病因引起的分开不足（DI）型内斜视患者的研究中也描述了直肌部分折叠，这项研究比较了内直肌（MR）后徙与外直肌中央折叠术的矫正效果，其中外直肌（LR）只有中央部分被前移和折叠（Wright 和 Corradetti，2017）。研究强调，外直肌中央折叠术与内直肌后徙术同样能有效矫正分开不足型内斜视，而且具有微创、

保留血管、可逆以及在局部麻醉下容易实现等优点。

据报道，直肌折叠术的可调整缝线适用于某些特定病例（Velez 等，2013；Laria 和 Pinero，2015）。Velez 等描述了 5 例不同病因的斜视病例，包括甲状腺相关眼病（thyroid eye disease，TED）、眼球震颤和视网膜脱离后继发斜视，他们进行了可调整缝线的眼直肌折叠术。预防眼前节缺血（ASI）是在这些病例中进行折叠术的主要原因，而斜视手术效果的不可预测性是提出可调整缝线的原因。Laria 和 Pinero 描述了一个甲状腺相关眼病影响多条直肌的病例，该受试者之前曾接受过多次直肌斜视手术，使患眼特别容易发生眼前节缺血。眼直肌折叠术可替代截除缩短术，同时减少炎症和保留血管，在过矫的病例中可通过延长缝线调整折叠的手术量，尽可能地减少对术眼的创伤，以实现斜视手术双眼视功能恢复和改善外观的目标。

第五节　眼直肌折叠术与截除缩短术的比较

正如之前强调的，关于手术量方面，完善的直肌截除缩短术操作指南可以用来计算直肌折叠的程度。过去 20 年对这两种手术方式的大量对比研究表明，两种方法的手术效果之间没有显著的统计学差异（Berger 等，1998；Scharwey 等，2000；Sukhija 和 Kaur，2017；Huston 和 Hoover，2017；Sonwani 等，2017；Sukhija 和 Kaur，2018；Kuhne 和 Palmowski-Wolfe，2019；Wang 等，2019）。这些研究的研究设计除了特定的分组，还包括回顾性记录分析、前瞻性评价、随机临床试验，主要目标是不同类型的外斜视进行内直肌折叠术。这些研究的相关性在于，它们都是多民族的，包括南亚、东亚和欧洲的不同地理位置的人口。Chaudhuri 和 Demer 强调，虽然内直肌折叠术的手术结果与内直肌截除缩短术相当，但外直肌折叠术的有效性低于外直肌截除缩短术，约是后者的 90%。本研究的局限性在于，它是一个历史回顾性分析，其中两个队列没有同时进行比较。这项研究是试点回顾性分析的开始。Alkharashi 和 Hunter 在 2017 年认为，虽然折叠术具有快速和保留血管的优点，但不如截除缩短术有效。这项研究本质上虽然是回顾性的，但却很好地反映了手术医生在从一种手术方式转移到另一种手术方式时的适应程度。这个结果类似于最近韩国的两项研究，回顾了在一群儿童中行单侧内直肌后徙术联合外直肌折叠术和双眼内直肌后徙术，以及单眼内直肌后徙术联合外直肌截除缩短术。结果发现，相比折叠组，双眼内直肌后徙术和单眼内直肌后徙术联合外直肌截除缩短术具有更好的手术效果（Lee 等，2019；Lee 和 Kim，2020）。作者推测，这可能是由于缝合线吸收后组织的滑动（可能在 4~6 周后发生）导致了折叠效果的回退。他们提出直肌截除缩短术可能在 4~6 周后产生可预测的瘢痕，长期可能更有效。关于客观观察两种手术方式的并发症，在一个大型单中心前瞻性研究中，具有严格的术后随访流程去比较不同手术方式的手术效果、愈合过程和并发症（疼痛、发红、肿胀等）。在评估这些术后并发症时，评估人员并不知道已执行的手术方式，主要通过评分表，并对手术进行反向分析。结论是，折叠术相比截除缩短术会减少结膜刺激、肿胀和发红，同时可得到类似程度的手术矫正效果（Scharwey 等，2000）。表 11-1 阐明了这些术后的检查结果。

表 11-1　截除缩短术和眼直肌折叠术的术后水肿和充血

随访		1 天				1 周			
等级		0	1	2	3	0	1	2	3
术后结膜水肿									
截除缩短术	$N=84$	—	18	64	2	$N=78$　1	47	29	1
直肌折叠术	$N=48$	—	36	12	—	$N=42$　9	33	—	—
术后结膜充血									
截除缩短术	$N=84$	—	10	74		$N=78$	41	37	
直肌折叠术	$N=48$	—	23	25	—	$N=42$	38	4	—

注：经 Springer Verlag 的许可复制和改编。Scharwey, K., Gräf M., Becker, R., Kaufmann, H. 2000. (Healing process and complications after eye muscle surgery). Article in German. *Der Ophthalmologe* 97(1): 22-26

最近一项系统综述对这两种手术方法进行 meta 分析，得出的结论是，总体来说，多数研究报道了水平直肌折叠术是对水平直肌截除缩短术的有效替代方法，矫正效果相似（Issaho 等，2020）。

直肌折叠术的优点是：①在术后早期，翻修甚至完全逆转都有可能。这对于那些行直肌后徙手术过程中不使用可调缝线的手术医生尤其有用；②没有肌肉滑脱的风险，因为从解剖上讲肌肉并未离断；③虽然从直觉上认为，三段肌肉折叠会产生鼓鼓的外观，但实际并非如此。根据我们的经验，肌腱薄且充分的分离，可使术后呈现出平整干净的外观。Scharwey 等在 2000 年的研究证明了这一事实。如前所述，本研究是一项前瞻性、盲法研究，术后评估人员并不知道所使用的手术方法。他们需填写一份关于肿胀、发红、疼痛、干凹斑形成等内容的评分表，然后根据表格内容对手术效果进行分析。结果显示，直肌折叠术比截除缩短术造成的手术创伤更少，可能因肌肉并未被离断；④最重要的优点是保留了前段的血液循环。只要睫状前动脉不并入其中一个缝合环，仍然保持通畅，显著降低了前段缺血的风险（Park 等，1991；Wright，1991；Wright 和 Lanier，1991；Chaudhuri 和 Demer，2014；Wright，2015；Oltra 等，2015）。对于需要进行多条眼外肌手术的受试者和因甲状腺相关眼病导致斜视的患者，行截除缩短术是一种相对禁忌证，因该手术会引起炎症反应（Velez 等，2013；Laria 和 Pinaro，2015）。

当然，眼直肌折叠术也有一些缺点，这反而是截除缩短术的相对优势。主要包括：①折叠术不能有效地与移位结合（例如，通过水平直肌的垂直移位以纠正非共同性）；②折叠量少时很难同时保持平整的肌腱环；③折叠量较大时，缝合线必须通过肌腹较厚的部分。这可能会产生一个小的凸起。有人提出，理想情况下，折叠术应保留肌肉的肌腱部分（Kaufmann，1994）。然而，类似的问题也可能出现在大的截除缩短术中，如眼外肌肌腹前徙。在 Kestenbaum 手术中，折叠量大的手术被认为与截除缩短术疗效相似（Schild 等，2013）。

所有直肌都可以有效地进行折叠手术。然而，在某些情况下，如果手术医生对两种方法都感到满意，应该优先考虑折叠术而非截除缩短术。这些情况包括：①内直肌是最常滑脱的眼外肌，因其受到眶内结缔组织的支持最少。因此，与截除缩短术相比，内直肌的折叠术具有明显的优势；②外直肌肌腱最长，可以进行大量的折叠手术，且其通常具有单根且位于中央的睫状前动脉来供应血液，这样可以确保缝合环不会阻断血液循环；③在某些情况下，折叠术提供的眼前节循环保护使其不可替代，如任何需要对两条以上直肌进行手术的术眼，任何有眼前节缺血相关病史的术眼，任何有可能发展为眼球萎缩风险的术眼。这些情况都应首选考虑眼直肌折叠术作为眼外肌加强手术方式。表 11-2 阐述了眼直肌折叠术和截除缩短术各自的优缺点。

表 11-2　眼直肌折叠术与截除缩短术的比较

特点	眼直肌折叠术	截除缩短术
操作简便	√	√
可逆性	√	×
美观性	√	×
保持眼前节血液循环	√	×

续表

特点	眼直肌折叠术	截除缩短术
无肌肉滑脱的风险	√	×
术后肿胀较低	√	×
与转位术联合	×	√

第六节 结 论

眼直肌折叠术是一种易于掌握的眼外肌手术，具有可预测和稳定的效果，同时也具有美观性。所需的学习曲线较短，并且除了已经建立的眼外肌肌肉截除量考虑之外，不需要考虑其他新的手术量因素。因此，作为一种眼外肌加强方法，其值得成为每个斜视手术医生的工具之一。在某些情况下，如果保留睫状血管是首要考虑的因素，则眼直肌折叠手术可能是唯一合适的选择，因为在执行眼直肌折叠手术时不需要切断任何血管。

参考文献

1. Alkharashi, Maan and David G. Hunter. (2017). Reduced surgical success rate of rectus muscle plication compared to resection. J AAPOS 21 (3):201–204.

2. Berger, Robert W., J. Santa Cruz, et al. (1998). Faltung versus Resektion gerader Augenmuskeln. Zeitschrift für Praktische Augenheilkunde 18: 289-294.

3. Chaudhuri, Zia and Joseph L. Demer. (2014). Surgical outcomes following rectus muscle plication: a potentially reversible, vessel-sparing alternative to resection. JAMA Ophthalmology 132 (5): 579-585.

4. Clemens, Thomas J. (1928). An advancement operation without destruction of tissue. Am J Ophthalmol 11: 191-194.

5. DuPont, G. Z. Sliding Tenon Tuck. In: Küper, J. Die Verstärkung gerader Augenmuskeln durch Faltung. (1964). Klin Monbl Augenheilkd 145:716-720.

6. Huston, Pamela A. and Darren L. Hoover. (2018). Surgical outcomes following rectus muscle plication versus resection combined with antagonist muscle recession for basic horizontal strabismus. J AAPOS 22 (1): 7–11.

7. Issaho, Dayane Cristine, Denise de Freitas, et al. (2020). Plication versus resection in horizontal strabismus surgery: A systematic review with meta-analysis. J Ophthalmol 2020: 5625062.

8. Kimura, Yugo and Tohru Kimura. (2017). Comparative study of plication recession versus resection-recession in unilateral surgery for intermittent exotropia. Jap J of Ophthalmol 61: 286–289.

9. Kühne, Jill and Anja Palmowski-Wolfe. (2019). Plication versus resection in horizontal strabismus surgery. Klin Monbl Augenheilkd 236 (4): 442–445.

10. Küper, Jochen. (1964). Die Verstärkung gerader Augenmuskeln durch Faltung. Klin Monbl Augenheilkd 145: 716-720.

11. Küper, Jochen. and Hans W. Promesberger. (1987). Technik der Falten Operation an geraden Augenmuskeln. Zeitschrift für Praktische Augenheilkunde 9: 285-287.

12. Laria, Carlos and David P. Piñero. (2015). Adjustable muscle plication: a new surgical technique for strabismic patients with high risk for anterior segment ischemia. Int J of Ophthalmol 8 (4): 839–842.

13. Lee, Haeng-Jin and Seong-Joon Kim. (2020). Long-term outcomes following resection-recession versus plication-recession in children with intermittent exotropia. Br J Ophthalmol 104(3): 350-356.

14. Lee, Haeng-Jin, Seong Joon Kim, et al. (2019). Long-term outcomes of bilateral lateral rectus recession versus unilateral lateral rectus recession-medial rectus plication in children with basic type intermittent exotropia. Eye 33(9): 1402-1410.

15. Noyes, James Fanning. (1874). A new method of operating for strabismus. Trans Am Ophthalmol Soc 2: 273–274.

16. Oltra, Erika Z., Stacy L. Pineles, et al. (2015). The effect of rectus muscle recession, resection and plication on anterior segment circulation in humans. Br J Ophthalmol 99 (4): 556-560.

17. Park, Chan, Byung Moo Min, et al. (1991). Effect of a modified rectus tuck on anterior ciliary artery perfusion. Korean J of Ophthalmol 5(1): 15-25.

18. Scharwey, Kerstin, Michael H. Gräf, et al. (2000). Heilungsverlauf und Komplikationen nach Augenmuskeloperationen [Healing process and complications after eye muscle surgery]. Ophthalmologe 97:22-26.

19. Schild, Andrea M., Julia Thoenes, et al. (2013). Kestenbaum procedure with combined muscle recession and tucking for nystagmus-related head turn. Graefes Arch Clin Exp Ophthalmol 251 (12): 2803-2809.

20. Sonwani, Prabha, Abadan Khan Amitava, et al. (2017). Plication as an alternative to resection in horizontal strabismus: A randomized clinical trial. Ind J Ophthalmol 65 (9): 853–858.

21. Sukhija, Jaspreet and Savleen Kaur. (2018). Comparison of plication and resection in large-angle exotropia. J AAPOS 22 (5): 348-351.

22. Velez, Federico G., Joseph L. Demer, et al. (2013). Rectus muscle plication using an adjustable

suture technique. J AAPOS 17(5): 480-483.

23. Wang, Xi, Wenqiu Zhang, Bingjie Chen, et al. (2019). Comparison of bilateral medial rectus plication and resection for the treatment of convergence insufficiency-type intermittent exotropia. Acta Ophthalmologica 97 (3): 448-453.

24. Wright, Kenneth W. (1991). Rectus strengthening procedures. In: Color atlas of ophthalmic surgery: Strabismus, edited by Kenneth W. Wright and Stephen J Ryan, Philadelphia, PA: Lippincott.

25. Wright, Kenneth W. (2015). Rectus muscle plication procedure. JAMA Ophthalmology 133 (2): 226. (Response to Chaudhuri, Zia and Joseph L. Demer. 2014. Surgical outcomes following rectus muscle plication: a potentially reversible, vessel-sparing alternative to resection. JAMA Ophthalmology 132 (5): 579-585.

26. Wright, Kenneth W. and Andrea B. Lanier. (1991). Effect of a modified rectus tuck on anterior segment circulation in monkeys. JPOS 28 (2):77-81.

27. Wright, Kenneth W. and Giulia Corradetti. (2017). Wright central plication of lateral rectus versus standard medial rectus recession in adult divergence insufficiency esotropia. J AAPOS 21 (2): 94-96.

第十二章　A型肉毒杆菌毒素在斜视治疗中的作用

Susana Gamio，Andrea Avila，Andrea Jara　著

陈　静　译

钟华红　邓宏伟　校

摘　要： 临床上，A型肉毒杆菌毒素（BTXA）可用于残余和连续性斜视、由脑神经麻痹引起的非共同性斜视、斜视术后效果不佳或不可预测斜视手术效果等情况，是一种有效的辅助治疗措施。

某些情况下，BTXA可作为斜视手术前实验性治疗的首选方案，如急性共同性内斜视、周期性内斜视及与神经系统疾病相关的斜视。研究发现，对于出生后几个月内婴儿出现的先天性内斜视，由于眼球及其附属器的发育可能会抵消早期斜视手术的效果，因此BTXA作为一种有效的微创治疗方法，对于促进早期眼位的恢复、双眼视功能恢复、减少弱视和减少立体视功能受损具有重要的作用。

本章总结了BTXA在斜视治疗中的适应证、使用方法、治疗效果和并发症，并分享了24年来不同类型斜视治疗中使用BTXA的经验。我们建议可将BTXA作为治疗某些类型斜视的一种安全替代方法。

关键词： 肉毒杆菌毒素；BTXA；内斜视；外斜视；麻痹性斜视

第一节　引　言

19世纪20年代，Justinus Kerner描述了肉毒杆菌中毒的临床表现，包括抑制分泌、皮肤干燥和肌肉瘫痪。后来，肉毒杆菌中毒引起的并发症被临床用于治疗某些疾病。1973年，Alan Scott首次在非人灵长类动物中使用A型肉毒杆菌毒素（BTXA）治疗斜视（Scott，1980）。1977年，BTXA被首次注射到人体中（Scott，1980）。1989年，BTXA被美国食品药品监督管理局（FDA）和国家眼科研究所（National Eye Institute，NEI）批准作为斜视的药物治疗方法（Crouch，2006；Jara等，2018）。自此，BTXA被广泛应用于治疗不同类型的斜视。

第二节　内斜视

内斜视（ET）是指眼球向内偏斜。内斜视的类型包括婴幼儿性内斜视、间歇性内斜视、调节性和部分调节性内斜视、残余性内斜视、急性内斜视和外展神经麻痹相关的内斜视。其中小角度和大角度偏斜的婴幼儿性内斜视、急性内斜视、残余性内斜视、连续性内斜视和急性外展神经麻痹相关的内斜视都可以使用 BTXA 进行治疗。虽然 BTXA 注射已被确认是治疗成人斜视的有效替代方法，但其在儿童斜视中的应用较少（Scott，1980）。一部分原因是儿童需要进行镇静才能进行 BTXA 注射，且儿童更易出现毒素扩散到其他组织而引起并发症（Rayner、Hollick 和 Lee，1999）。

BTXA 肌内注射不损伤肌肉组织，且在结膜和结膜囊中产生极小的瘢痕，对于将来计划进行斜视手术是非常有利的。特别是对于预计二次手术率高的斜视类型，如婴幼儿性内斜视或与脑性瘫痪相关的斜视等，具有明显优势（Mahan 和 Engel，2017）。由于多次注射 BTXA 有导致肌肉萎缩的风险，故临床医生应详细记录注射次数（Li 等，2016）。

我们机构进行的一项研究发现，婴幼儿性内斜视患儿及与神经系统疾病或早产史有关的残余性内斜视患者对 BTXA 注射的反应效果更好，并且减少了全身麻醉的风险，恢复时间更短（Jara 等，2018）。多项研究报道发现，注射 BTXA 3~6 个月后，极少发生过矫（Campomanes、Binenbaum 和 Eguiarte，2010）。这一点非常重要，因为内斜视在传统手术后过矫可能会导致多次手术，特别是部分调节性内斜视、残余性内斜视以及与神经系统疾病相关的内斜视。

1989 年，Alan Scott 等对 356 例斜视儿童进行了 BTXA 治疗。在 27 个月的随访中，63% 的患者获得了眼位正位（≤10 PD），矫正成功率约为 70%。残余性内斜视患者的矫正成功率约为 66%，连续性内斜视患者的矫正成功率约为 87%。另一项研究针对 308 例斜视患者，包括婴幼儿性内斜视、外展神经麻痹相关的斜视、共同性内斜视、共同性外斜视、知觉性斜视、限制性斜视、连续性斜视和残余性斜视等高度特异性的病例，进行了 BTXA 眼外肌内注射治疗，发现婴幼儿性内斜视的复发率为 66%（Biglan 等，1989）。该研究小组得出结论，对于婴幼儿性内斜视，不建议将 BTXA 肌内注射作为主要治疗方法。1997 年，McNeer、Tucker 和 Spencer 报道了 76 例接受 BTXA 治疗的婴幼儿性内斜视患者，其中 68% 的患儿在 12 个月的随访中保持眼位正位。1998 年，

Tejedor 和 Rodriguez 对 28 例患有残余性内斜视的患者进行再次手术治疗，对 27 例患者注射 BTXA。在再次手术组中，75% 的患者 1 年后达到预期眼位正位，而在 3 年后下降至 67.85%。在 BTXA 组中，66.66% 的患者在 6 个月时眼位正位，而在 3 年后下降至 59.25%。2000 年，Campos、Schiavi 和 Bellusci 报道了 60 例婴幼儿性内斜视患者在直视下通过打开结膜进行 BTXA 注射治疗。随访 2 年时间，60 例患者中 53 例（88%）眼位正位。2001 年，Hauviller、Gamio 和 Tartara 报道了 25 例合并神经系统疾病的内斜视患者，在双侧内直肌分别注入 2.5~3.75 IU 的 BTXA，其中 72% 的患者在注射后 29 个月获得眼位正位。这些结果与接受斜视手术后相似受试者的正位率进行比较，差异具有统计学意义。作者得出结论，对于与神经疾病相关的内斜视，BTXA 是一种有效的治疗方法。另一项 2001 年的研究中，Ozkan 等报道了 10 例由头部创伤或感觉剥夺引起的难治性复视伴融合丧失的患者。这 10 例患者中，其中 5 例患者接受 BTXA 治疗后复视改善。作者推测，如果能够实现融合，单纯 BTXA 注射已足够。否则，BTXA 注射可作为对手术效果的预测。

2003 年，McNeer 等报道，在 12 岁之前接受 BTXA 治疗的 41 例斜视患者恢复了立体视觉。他们推断，未恢复立体视觉的斜视患者复发的可能性更高。2006 年，Toledo 和 Saucedo 报道了 51 例不满 2 岁的非调节性内斜视患者，其中 73.91% 的患儿单次 BTXA 内直肌肌内注射效果良好。2010 年，Campomanes 等报道了 442 例婴幼儿性内斜视患者，其中 322 例接受了 BTXA 治疗，120 例接受了传统斜视手术。他们发现传统手术的效果更好，尽管他们报道，术后 70%~90% 的患者获得双眼正位，但只有 30%~50% 的患者在随访期内保持了良好的眼位正位。2012 年，Gursoy 等比较了 51 例婴幼儿性内斜视患者，对接受斜视手术（26 例患者）和 BTXA 眼外肌肌内注射（25 例患者）的患儿眼位情况长期随访结果显示，在 84 个月的随访中，手术治疗的患儿中有 77% 达到了正位，BTXA 治疗的患儿中有 68% 达到了正位。

我们在阿根廷 Buenos Aires 首都联邦区的 Ricardo Gutierrez 医院进行的研究中，报道了 1995—2017 年间使用 BTXA 治疗的 378 例斜视患者（Jara 等，2018）。将斜视患者分为原发性内斜视组（358 例患者）、残余性内斜视组（8 例患者）、外斜视组（9 例患者）和连续性内斜视组（3 例患者）。在原发性内斜视患者中，79% 的患者达到了正位（≤10 PD），残余性内斜视患者中有 87.5% 的患者在 BTXA 初次治疗后实现了正位。对于外斜视和连续性内斜视病例，BTXA 初次治疗并没有效果。虽然残余性内斜视组 BTXA 注射取得了最好的结果，但这组的患者数量较少，需要进一步研究。2019 年，Akyuz Unsal、Ozkan 和 Ziylan 评估了 2 例周期性内斜视患者。1 例患者在 2 岁时使用了 BTXA，另 1 例患者在 4 岁时使用了 BTXA。报道称，在 8 年的随访中，2 例患者的眼位正位和立体视觉均保持稳定。

第三节　外斜视

1989 年，Scott 等的前瞻性研究报道称，初次 BTXA 注射治疗连续性外斜视，成功率达到 57%。然而，Biglan 等在 1989 年的研究中报道称，BTXA 对恒定性或间歇性外斜视的初次治疗效果并不令人满意。1997 年，Spencer 等报道了 32 例间歇性外斜视儿童，接受了对称注射 BTXA，这些病例中有 69% 的患者达到了正位眼位。1999 年，Rayner、Hollick 和 Lee 报道称，在间歇性外斜视和连续性外斜视中，BTXA 治疗后的眼位正位可能有助于恢复双眼视觉。但我们使用 BTXA 治疗外斜视和连续性外斜视的效果并不令人满意，所有病例后续都需要斜视手术（Jara 等，2018）。我们发现外斜视常与神经系统疾病存在关联（Jara 等，2018）。

第四节　麻痹性斜视

将 BTXA 注射到麻痹肌对应的功能亢进的拮抗肌时可能有效。Biglan 等于 1989 年进行的研究中，16 例患有外展神经麻痹的患者接受了 BTXA 治疗，44% 的患者实现了眼位正位的恢复。但另一个事实是，在这些患者中，即使不进行任何治疗，眼位也可能会随着时间的推移达到正位。因此很难评估 BTXA 注射在这种情况下的作用。1994 年，Lee 等对急性单侧外展神经麻痹进行了一项随机前瞻性研究，未发现预防性初次 BTXA 治疗组相较于对照组显示出有效性的证据。1997 年，McNeer、Tucker 和 Spencer 发现，对于急性外展神经麻痹患者，将 BTXA 注射到拮抗肌（内直肌）时，防止肌肉挛缩非常有效。后续研究强调，多数外展神经麻痹患者会自行恢复（McNeer 等，2003）。Shallo-Hoffmann 等在 2006 年报道称，在 BTXA 治疗慢性外展神经麻痹的 5 例患者中，眼球运动、眼位和双眼视觉较未注射组 5 例患者均有改善。Talebnejad、Sharifi 和 Nowroozzadeh 在 2008 年报道称，在急性创伤性动眼神经麻痹中，如果在麻痹发生后 2 个月内将 BTXA

注射到同侧外直肌中，则会有 77.8% 的患者恢复双眼视觉。根据我们自己的观察，建议在动眼神经和外展神经麻痹发生后的第 1 个月内使用 BTXA（Jara 等，2018）。

第五节　BTXA 的作用机制

BTXA 是肉毒杆菌产生的 8 种神经毒素之一。BTXA 易于分离和结晶，并且在人体中具有强大的效力和疗效。该分子由一个轻链和一个重链通过二硫键连接在一起。BTXA 的 H1 亚单位在神经 - 肌肉末梢具有受体特异性，而 H2 亚单位具有抗原性但不具有毒性。在 BTXA 应用后的 20~90 分钟内，神经 - 肌肉突触前囊泡中的神经递质（乙酰胆碱）的释放受到抑制，导致短暂的肌肉麻痹，这在第 1~3 天之间开始显现，并在大约 10 天后达到峰值（图 12-1）。这种麻痹效应持续 1~3 个月，然后肌肉逐渐开始恢复其收缩功能。恢复时间取决于患者反应的个体特异性、斜视类型、注射剂量以及 BTXA 是单侧肌内注射还是双侧肌内注射。当毒素被注射到麻痹肌的拮抗肌中时，最初会引起短暂的过矫，随着肌肉恢复其收缩活动，这种过矫情况会逐渐减少（Hauviller、Gamio 和 Tartara，2001）。

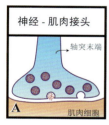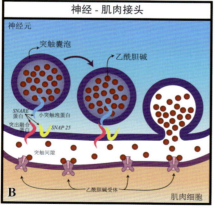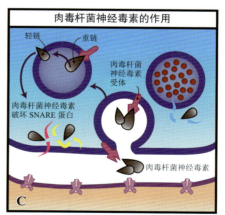

图 12-1　BTXA 作用机制的示意图

A、B. 神经 - 肌肉接头示意图，显示了 SNARE 蛋白促进含有乙酰胆碱介质的囊泡与神经膜融合，从而使其释放到突触间隙中。乙酰胆碱随后通过作用于突触后膜受体引起肌肉收缩；C. BTXA 破坏 SNARE 蛋白，从而抑制携带乙酰胆碱的囊泡与神经 - 肌肉接头处的神经膜的融合，导致肌肉无法收缩

第六节　肉毒杆菌毒素注射适应证

BTXA 相对于传统斜视手术的优势包括：手术时间短、瘢痕少、不需要全身麻醉、患者更舒适和主观疼痛少以及发生眼内炎的机会较少。

BTXA 的劣势包括：反应的变异性和效果的不可预测性、斜视的复发，以及 BTXA 局部注射引起暂时性的眼睑下垂或其他眼外肌麻痹。应必须向患者解释这些并发症。

第七节　注射 BTXA 的准备和注射步骤

商用的 BTXA 在使用前必须重新配制和准备。重新配制的要求包括：商用 BTXA 瓶包装为 100 U 或 200 U、无菌 0.9% 氯化钠注射液、无菌 1 mL 结核菌接种器、18 号或 21 号针头以及 30 号针头。

商用 BTXA 小瓶应在 2~8 ℃的冷藏条件下保存，同一瓶内使用无菌 0.9% 的氯化钠溶解。如果 BTXA 是 100 IU/瓶，应缓慢注入 4 mL 的 0.9% 氯化钠注射液溶解；如果 200 IU/瓶，应缓慢注入 8 mL 的 0.9% 氯化钠注射液溶解。这样可以得到每 0.1 mL 2.5 IU 的浓度。BTXA 与氯化钠混合时，旋转动作必须轻柔，因为剧烈的摇动会使其变性。重新溶解的 BTXA 应该是清澈的液体，没有颗粒，制备后立即在瓶子上写上日期和时间。应在 2~8 ℃的温度下冷藏，并在 24 小时内使用，否则可能会失去疗效。一旦溶解的 BTXA 准备好，就用一个装有 18 号或 21 号针头的 1 mL 注射器吸入。最好吸入比预计注射到肌肉中的量稍多，因为会有一小部分 BTXA 溶液留在针头中。在肌内注射 BTXA 之前，用 30 号针头替换较大的针头。根据医生的经验，可在有或无肌电仪（electromyographic，EMG）引导下进行肌内注射。我们是在没有 EMG 的引导下使用每 0.1 mL 2.5 IU 的 BTXA 进行注射（Jara 等，2018）。

操作步骤是：①成人患者采取仰卧位，使用丁卡因滴眼进行表面麻醉。对于小儿患者，给予 2% 七氟醚进行镇静；②以无菌的方式消毒及铺巾，用 5% 聚维酮碘清洁眼。用镊子将角膜缘结膜牵拉至将要注射的肌肉的同一方向（在 MR 的鼻侧注射，正如图 12-2A 所示）。针头经过结膜，平行于眼球表面，针尖朝上，沿肌肉走向进针（图 12-2A）。一旦针头进入肌肉，放开镊子，并用针头固定眼球将眼球转向同侧。注射所需剂量后，立即取出针头，以尽量减少毒素外溢（图 12-2B）。之后，使用表面麻醉和抗生素眼药水，每天 4 次，连续使用 1 周。患者于 1 周后、1 个月、3 个月和 6 个月进行随访。

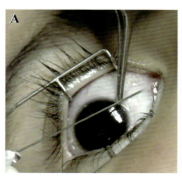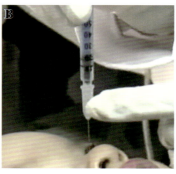

图 12-2　A. 针尖朝上的针头插入将要注射的眼外肌（EOM）右内直肌（MR），镊子牵拉眼球向眼外肌相反的方向转动；B. 针头插入后，放松镊子，并将 BTXA 注射到眼外肌中

第八节　并发症

常见并发症包括：①结膜下出血；②毒素扩散至其他眼外肌：最容易受影响的肌肉是提上睑肌，可导致眼睑下垂。通常发生在注射后的第 1 周，可在一段时间后自行缓解。由于毒素扩散，还可能出现垂直和水平偏斜。1989 年，Scott 等报道，注射 BTXA 到垂直肌时，药物更易扩散到相邻眼外肌。他建议 BTXA 注射垂直肌时可考虑减少剂量。虽然药物扩散至其他眼外肌会引起斜视，但多是暂时和可逆的，不过 Scott 等报道了 1 例没有恢复的情况；③复视：当患者眼位偏斜出现在无法抑制的区域时，会出现复视。通常是一种暂时状况，建议对该眼进行遮盖；④如果药物没有正确注射到眼外肌中，则无法达到期望的效果。值得一提的是，在 BTXA 注射时，建议对患者进行轻微的过矫，因为随着时间的推移效果会减弱。轻微的过矫表示成功地将药物注射到眼外肌，随着时间的推移，眼位会回退稳定在正位（图 12-3）。

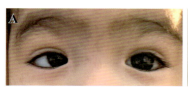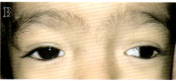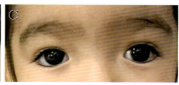

图 12-3　A. 1 例 16 个月大的婴幼儿性内斜视（ET），偏斜度为 65 PD，接受了 BTXA 治疗。散瞳验光结果为 OD（平光 /+0.5 DC*95°）和 OS（- 0.25 DS/+1 DC*80°）；B. 患儿双眼的内直肌注射了 2.5 IU 的 BTXA。注意，初始过矫 45 PD 的外斜；C. BTXA 注射后 6 个月，过矫自行纠正，孩子获得眼位正位

较少见的并发症包括：①巩膜穿孔；②球后出血；③调节或瞳孔变化，Speeg-Shatz 在 2008 年描述了 1 例 BTXA 注射内直肌后持续瞳孔散大的病例。作者解释，可能是由 BTXA 扩散到睫状神经节造成的；④永久性连续性外斜：Sanchez-Hernandez 等在 2010 年报道了 84 例应用 BTXA 治疗先天性内斜视的患者，其中有 14.28% 的患者出现永久性连续性外斜。这些患者中 91% 合并有神经系统疾病。另外，使用 BTXA 注射眼外肌时，未报道出现全身并发症（Scott 等，1989）。

第九节　病例展示

一、病例 1

8 个月女婴，20 PD 部分调节性内斜视，验光佩戴 +2DS 的眼镜，患儿双眼交替注视保持视觉。13 个月时，双眼内直肌分别注射 2.5 IU BTXA。注射后早期出现外斜视，随后眼位逐渐正位，维持 2 年。5 岁时，有残余内斜视 20 PD，随后接受第二次 BTXA 注射，双眼内直肌分别注射 2.5 IU。二次注射 BTXA 后 1 年，双眼眼位正位（图 12-4）。

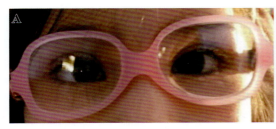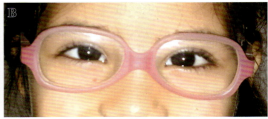

图 12-4　A. 1 例 5 岁儿童治疗前照片，13 个月时双眼内直肌均注射 2.5 IU 的 BTXA，注射后 20 PD 残余内斜视；B. 第二次 BTXA 注射后 1 年，眼位正位

二、病例 2 和病例 3

2 例患有神经系统疾病和内斜视的儿童，双眼内直肌均注射了 2.5 IU 的 BTXA。图 12-5 和图 12-6 显示 BTXA 注射后 6 个月眼位正位。

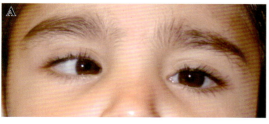
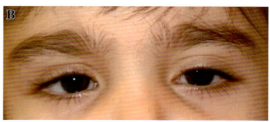

图 12-5　A. 患有神经系统疾病的 12 个月女婴治疗前照片，35 PD 内斜视，验光提示 +2DS 屈光度；B. 双眼内直肌注射 2.5 IU BTXA 后 6 个月，眼位正位

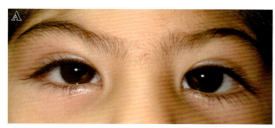
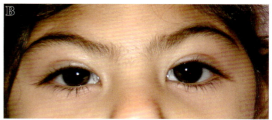

图 12-6　A. 患有脑瘫和内斜视儿童治疗前照片；B. 内直肌注射 BTXA 后眼位正位

三、病例 4

4 个月女婴，既往早产和双眼先天性白内障病史，6 个月时接受白内障手术。术后，双眼屈光度为 +18 DS。伴有 30 PD 的内斜及眼球震颤。给予双眼内直肌分别注射 2.5 IU BTXA。治疗后 1 周，出现 20 PD 外斜视，但 BTXA 注射后 1 个月眼位正位。BTXA 注射后 24 个月，眼位正位。图 12-7 显示 BTXA 注射后 24 个月时的眼球正位状态。

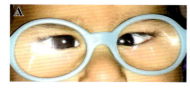
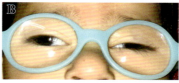
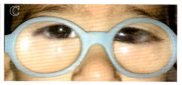

图 12-7　A. 双眼无晶状体患儿，30 PD 内斜视，接受双眼内直肌 BTXA 注射治疗；B. BTXA 注射后 1 周，患儿表现 20 PD 外斜视；C. BTXA 注射后 1 个月，患儿眼位正位，24 个月随访时眼位稳定正位

四、病例 5

右眼外展神经麻痹患儿，右眼内直肌注射 BTXA 后，眼球外展受限明显改善。图 12-8 显示 BTXA 注射后，外展神经麻痹的眼球外展情况有所改善。

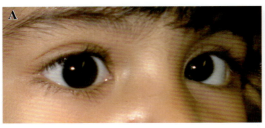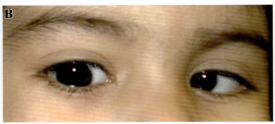

图 12-8　A. 外展神经麻痹患儿，右眼外展受限；B. 右侧内直肌注射 BTXA 后，右眼外展能力得到改善

第十节　结　论

在婴幼儿性内斜视、部分调节性内斜视、残余性内斜视和外展神经麻痹患者中使用 BTXA 眼外肌肌内注射的成功率与传统斜视手术相当。然而，在具有较差双眼视功能的大角度斜视中，BTXA 注射应谨慎使用，因据预测传统的斜视手术可能疗效更好。BTXA 注射安全、快速且疼痛感小，某些情况下可在局部麻醉下轻松进行，并且在某些特定患者中可作为主要的治疗手段，或者作为临时辅助手段是也有效的。

参考文献

1. Akyuz Unsal, Ayse Ipek, Seyhan B. Ozkan, et al. (2019). Role of botulinum toxin A in cyclic esotropia- a long term follow-up. J Pediatr Ophthalmol Strab 56(6): 360-364.

2. Biglan, Albert W., Robert A. Burnstine, et al. (1989). Management of Strabismus with botulinum A Toxin.Ophthalmology 96:935-943.

3. Campomanes, Alejandra G de Alba, Gil Binenbaum, et al. (2010). Comparison of botulimum toxin with surgery as primary treatment for infantile esotropia. J AAPOS 14(2):111-116.

4. Campos, Emilio C., Costantino Schiavi, et al. (2000).Critical age of botulinum toxin treatment in essential infantile esotropia.J Ped Ophthalmol Strab 37:328-332.

5. Crouch, Eric R. (2006). Use of botulinum toxin in strabismus. Curr Opin Ophthalmol 17:435–440.

6. Gursoy, Huseyin, Hikmet Basmak, et al. (2012). Long-term follow-up of bilateral botulinum toxin injections versus bilateral recessions of the medial rectus muscles for treatment of infantile esotropia. J AAPOS 16:269-273.

7. Hauviller, Veronica, Susana Gamio, et al. (2001).Botulinum toxin therapy in paediatric esotropia: Risk factors for failure.Transactions of the 27th Meeting of the European Strabismological Society (ESA), Florence, Italy, June 6-9, p 199-201.

8.　Jara, Andrea, Maria Augusta Naranjo, et al. (2018).Utilidad de la toxina botulinica tipo a para el tratamiento de estrabismos horizontales (Article in Spanish). Archivos Argentinos de Oftalmologia 10: 30-37. [Usefulness of botulinum toxin type a for the treatment of horizontal strabismus (Article in Spanish). Argentine Archives of Ophthalmology].

9.　Lee, John P., Sharon Harris, et al. (1994). Results of a prospective randomized trial of botulinum toxin therapy in acute unilateral sixth nerve palsy. J Pediatr Ophthalmol Strabismus 31:283-286.

10. Li, Ji, Alexandra Allende, Frank Martin, et al. (2016).Histopathological changes of fibrosis in human extra-ocular muscle caused by botulinum toxin type A. J AAPOS 20(6): 544 – 546.

11. Mahan, Marielle and J. Mark Engel. (2017). The resurgence of botulinum toxin injection for strabismus in children. Curr Opin Ophthalmol 28(5):460-464.

12. McNeer, Keith W., Mary G. Tucker, et al. (1997).Botulinum Toxin Management of Essential Infantile Esotropia in Children. Arch Ophthalmol 115:1411-1418.

13. McNeer, Keith W., Mary G. Tucker, et al. (2003). Incidence of Stereopsis After Treatment of Infantile Esotropia With Botulinum Toxin A. J Pediatr Ophthalmol Strabis 40(6): 288-292.

14. Ozkan, Seyhan B., Volkan Dayanir, et al. (2001). Role of botulinum toxin A in management of acquired loss of fusion. Transactions of the 27th Meeting of the European Strabismological Society (ESA), Florence, Italy, June 6-9, p 195-198.

15. Rayner, Sandra A., Emma J Hollick, et al. (1999). Botulinum toxin in childhood strabismus. Strabismus 7(2):103-110.

16. Sanchez-Hernandez, America Rocio, Maria Estela Arroyo-Yllanes, et al. (2010).Permanent consecutive exotropia in children treated with botulinum toxin (Article in Spanish). Cir Cir 78:296-301.

17. Scott, Alan B., Elbert H. Magoon, et al. (1989). Botulinum treatment of strabismus in children. Trans Am Ophthalmol Soc 87:174-184.

18. Scott, Alan B. (1980). Botulinum toxin injection into extraocular muscles as an alternative to strabismus surgery. Ophthalmology 87(10): 1044-1049.

19. Shallo-Hoffmann, Josephine, James F. Acheson, et al. (2006). The Influence of Adaptation on Visual Motion Detection in Chronic Sixth Nerve Palsy After Treatment with Botulinum Toxin. Strabismus 14:129–135.

20. Speeg-Schatz, Claude. (2008). Persistent mydriasis after botulinum toxin injection for congenital esotropia. J AAPOS 12:307-308.

21. Spencer, Robert F., Mary G. Tucker, et al. (1997). Botulinum toxin management of childhood intermittent exotropia. Ophthalmology 104:1762-1767.

22. Talebnejad, Mohammad Reza, Mohammad Sharifi, et al. (2008). The role of Botulinum toxin in management of acute traumatic third-nerve palsy. J AAPOS 12(5): 511-513.

23. Tejedor, Jaime and Jose M. Rodriguez. (1998). Retreatment of children after surgery for acquired esotropia: Reoperation versus botulinum injection.Br J Ophthalmol 82:110-114.

24. Toledo, Rosana and Adriana Saucedo. (2006). Resultados en endotropías no acomodativas tratadas con toxina botulínica (Article in Spanish). Rev Mex Oftalmol 80:64-68. [Results in non-accommodative endotropies treated with botulinum toxin (Article in Spanish)].

缩略词表

A

A	Accommodation	调节
AACE	Acute Acquired Comitant Esotropia	急性获得性共同性内斜
AC/A ratio	Accommodative convergence/ Accommodation ratio	调节性辐辏 / 调节比值
AD	Autosomal Dominant	常染色体显性
AHP	Abnormal Head Posture	异常代偿头位
AL	Axial Length	眼轴长度
AMO	Alternating Monocular Occlusion	交替单眼遮盖
APH	Active Pulley Hypothesis	主动 Pulley 结构假说
AR	Autosomal Recessive	常染色体隐性
ARDE	Age Related Divergence Esotropia	年龄相关性集合不足型内斜视
ASI	Anterior Segment Ischemia	眼前节缺血

B

BCEA	Bivariate Contour Ellipse Area	双变量轮廓椭圆面积
BCVA	Best Corrected Visual Acuity	最佳矫正视力
BM	Bruch's Membrane	布鲁赫膜
BSV	Binocular Single Vision	双眼单视
BTXA	Botulinum Toxin Type A	A 型肉毒杆菌毒素

C

C	Convergence	集合
CC	Choriocapillaris	脉络膜毛细血管层
CCDD	Congenital Cranial Dysinnervation Disorder	先天性脑神经异常支配性疾病
CCDS	Congenital Cranial Dysinnervation Syndrome	先天性脑神经发育异常综合征
CFEOM	Congenital Fibrosis of Extra Ocular Muscles	先天性眼外肌纤维化
CI	Convergence Insufficiency	集合不足

CNV	Choroidal Neovascularization	脉络膜新生血管形成
CNS	Central Nervous System	中枢神经系统
CP	Cerebral Palsy	脑瘫
CSCR	Central Serous Chorioretinopathy	中心浆液性脉络膜视网膜病变
CVS	Cyclovertical Strabismus	旋转垂直性斜视

D

DCP	Deep Capillary Perfusion	深层毛细血管灌注
DE	Divergence Excess	分开过强
DHD	Dissociated Horizontal Deviation	分离性水平偏斜
DLPN	Dorso Lateral Pontine Nucleus	脑桥背外侧核
DPE	Divergence Paralysis Esotropia	发散麻痹性内斜视
DRS	Duane's Retraction Syndrome	Duane 眼球后退综合征
DVD	Dissociated Vertical Deviation	分离性垂直偏斜

E

EHC	Exotropia-hypotropia complex	外下斜复合征
EMG	Electromyography	肌电图
EOM	Extra Ocular Muscles	眼外肌
ESA	European Strabismological Society	欧洲斜视学会
ET	Esotropia	内斜视

F

FAZ	Foveal Avascular Zone	黄斑中心凹无血管区
FDA	Food and Drug Administration	食品药品监督管理局
FFA	Fundus Fluorescein Angiography	眼底荧光素血管造影
FFI	Fundus Fluorescence Imaging	眼底荧光成像
FMN	Fusion Maldevelopment Nystagmus	融合发育不良性眼球震颤

G

GA	General Anesthesia	全身麻醉
GCC	Ganglion Cell Complex	神经节细胞复合体
GDD	Global Developmental Delay	全面发育迟缓
GVRT	Graded Vertical Rectus Tenotomy	分级垂直直肌肌腱切除术
GWAS	Genome Wide Association Study	全基因组关联研究

H

HES	Heavy Eye Syndrome	重眼综合征
HGPPS	Horizontal Gaze Palsy and Progressive Scoliosis	水平注视麻痹伴进行性脊柱侧弯
HM	High Myopia	高度近视

I

ICA	Internal Carotid Artery	颈内动脉
ICGA	Indocyanine Green Angiography	吲哚菁绿血管造影
ID	Intellectual Disability	智力障碍
ILM	Inner Limiting Membrane	内界膜
INO	Internuclear Ophthalmoplegia	核间性眼外肌麻痹
IO	Inferior Oblique	下斜肌
IPL	Inner Plexiform Layer	内丛状层
iPSC	Induced Pluripotent Stem Cells	诱导多能干细胞
IR	Inferior Rectus	下直肌
IU	International Units	国际单位
IXT	Intermittent Exotropia	间歇性外斜视

K

KES	Knobby Eye Syndrome	多节眼综合征

L

LASIK	Laser-assisted in situ keratomileusis	激光辅助原位角膜磨镶术
LM	Low Myopia	低度近视
LOD	Logarithm of the Odds	对数几率
LPS	Levator Palpebrae Superioris	提上睑肌
LR	Lateral Rectus	外直肌
LR-SR band	Lateral Rectus-Superior Rectus band	外直肌 - 上直肌带或外上直肌带
L-SRB	Laterial-Superior Rectus Belt	外 - 上直肌带

M

MED	Monocular Elevation Deficiency	单眼上转障碍
MLF	Medial Longitudinal Fasciculus	内侧纵束
MR	Medial Rectus	内直肌
MRI	Magnetic Resonance Imaging	磁共振成像
MST	Middle Superior Temporal	颞中上核
MT	Middle Temporal	颞叶中部

N

NEI	National Eye Institute	国家眼科研究所
NGS	Next Generation Sequencing	二代测序
NOT	Nucleus of the Optic Tract	视束核
N-T	Naso-Temporal	鼻 - 颞侧

O

OCT	Optical Coherence Tomography	光学相干断层扫描
OCTA	Optical Coherence Tomography Angiography	光学相干断层扫描血管造影
OCTARA	Optical Coherence Tomography Angiography Ratio Analysis	光学相干断层扫描血管造影比率分析
OFR	Ocular Following Reflex	眼球跟随反射
OKN	Optokinetic Nystagmus	视动性眼球震颤

OMAG-C	Complex Optical Micro Angiography	复杂光学微血管造影
ONL	Optic Nerve Layer	视神经层
OPL	Outer Plexiform Layer	外丛状层

P

PCS	Primary Comitant Strabismus	原发性共同性斜视
PD	Prism Diopter	棱镜折光度
PM	Pathological Myopia	病理性近视
PTSO	Posterior Tenectomy of the Superior Oblique	上斜肌后部切除术

R

R&R	Unilateral Lateral Rectus Muscle Recession with Medial Rectus Muscle Resection	单侧外直肌后徙联合同眼内直肌缩短切除术
RAPD	Relative Afferent Pupillary Defect	相对性瞳孔传入障碍
RBC	Red Blood Cells	红细胞
riMLF	Rostral Interstitial Nucleus of the Medial Longitudinal Fasciculus	内侧纵束前间质核
RNFL	Retinal Nerve Fibre Layer	视网膜神经纤维层
ROP	Retinopathy of Prematurity	早产儿视网膜病变
RPE	Retinal Pigment Epithelium	视网膜色素上皮

S

SCP	Superficial Capillary Perfusion	浅表毛细血管灌注
SD-OCT	Spectral Domain Optical Coherence Tomography	频域光学相干断层扫描
SES	Sagging Eye Syndrome	松弛眼综合征
SELDI-TOF-MS	Surface-Enhanced Laser Desorption and Ionization Time-of-Flight Mass Spectrometry	表面增强激光解吸电离飞行时间质谱
SNP	Single Nucleotide Polymorphisms	单核苷酸多态性
SNR	Spasm of the Near Reflex	近反射痉挛
SO	Superior Oblique	上斜肌
SOL	Space Occupying Lesion	占位性病变
SOP	Superior Oblique Palsy	上斜肌麻痹

SP	Smooth Pursuit	平滑追随
SR	Superior Rectus	上直肌
SSADA	Split Spectrum Amplitude Decorrelation Angiography	分离谱振幅去相关血管成像
SSCP	Single Stranded Conformational Polymorphism	单链构象多态性

T

T_2FSE	T_2 Weighted Fast Spin Echo	T_2 快速自旋回波
TDT	Transmission Disequilibrium Test	传递不平衡检验
TED	Thyroid Eye Disease	甲状腺相关眼病

V

VD	Vessel Density	血管密度
VFD	Visual Field Defects	视野缺损

W

WES	Whole Exome Sequencing	全外显子组测序
WGS	Whole Genome Sequencing	全基因组测序

X

XLD	X-linked Dominant	X 连锁显性
XLR	X-linked Recessive	X 连锁隐性
XT	Exotropia	外斜视